하루 한 끼
## 공복의 힘

**KUUFUKU-RYOKU**

Copyright © 2008 by Yuumi ISHIHARA
First published in 2008 in Japan by PHP Institute, Inc.
Korean translation rights arranged with PHP Institute, Inc.
through Japan Foreign-Rights Centre/ Shinwon Agency Co.

이 책의 한국어판 저작권은 신원에이전시를 통한
PHP Institute, Inc와의 독점 계약으로 도서출판 이아소에 있습니다.
저작권법에 의해 한국 내에서 보호를 받는 저작물이므로 무단전재와 무단복제를 금합니다.

# 하루 한 끼
# 공복의 힘

이시하라 유미 지음 | 이근아 옮김

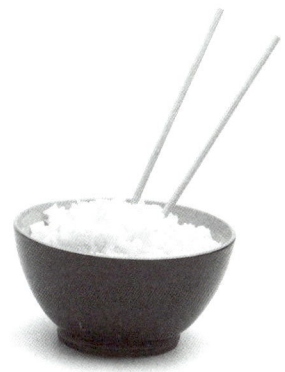

이아소

날씬해지고

젊어지고

건강해진다!

| 여는 글 |

# 날씬하고 건강하고 젊어지는
# 간단하고 확실한 방법

최근 대사증후군(메타볼릭 신드롬Metabolic Syndrome)이 화제가 되고 있다. 이것이 이 정도로 심각한 문제가 되고 있는 것은 고혈압이나 당뇨병 등의 생활습관병을 일으키는 크나큰 원인이기 때문이다. 대사증후군이 심해지면 뇌경색, 뇌졸중, 심근경색같이 죽음으로 이어질 수 있는 무서운 병을 일으키기도 한다. 일본인과 한국인의 사망원인 제1위인 암까지 포함해서 이러한 질병은 생활습관이 잘못되어 생긴다. 그중에서도 식생활, 정확히 말하면 과식이 가장 문제가 된다.

　현대인이 가지고 있는 대부분의 질병은 과식이 원인이다. 따라서 우리가 병에 걸리지 않고 건강하게 생활하기 위해서는 과식을 방지하는 것이 가장 간단하고 효과적인 방법이다. 현대인은 평소에 늘 과식이나 과음을 하고 있다. 따라서 여기에 조금만 주의를 기울이면 건강해질 수 있다.

이를 위해서는 항상 배부르게 먹지 말고 공복 상태를 만드는 것이 중요하다. 이것이 내가 말하는 '공복력(空腹力)'을 기른다는 것이다. 공복(空腹)이라고 하면 헝그리 정신을 떠올리거나 너무나 고통스러운 일이라고 생각하는 사람이 많을 것이다. 이것은 우리가 언제나 배를 가득 채우는 데 익숙해져서, 조금이라도 배가 고프면 즉시 뭐라도 먹어야 하는 생활을 하고 있기 때문이다.

하지만 내가 말하는 '공복력'은 결코 고통스러운 것이 아니다. 물론 지금까지 하루 세 끼를, 그것도 배가 잔뜩 부를 때까지 먹었던 사람이라면 처음 얼마간은 다소 힘들 것이다. 그러나 공복 상태에 조금씩 익숙해지면 된다. 그러면 공복력이 길러진다. 공복력이 생기면 몸 상태가 좋아지고 상쾌한 기분이 든다. 이것은 공복 상태가 자연 그대로의 상태에 들어맞기 때문이다. 오랫동안 인류에게는 공복 상태를 견디는 것이 자연스러운 행위였다.

공복력이 생김으로써 얻어지는 효과는 막대하다. 앞으로 자세하게 설명하겠지만, 공복력을 기르면 혈액이 깨끗해지고 면역력이 높아지며, 건강이 유지될 뿐만 아니라 병에서 회복하는 힘이 생긴다.

또한 무리하지 않고 안전하게 다이어트를 할 수 있고 날씬한 체형도 계속 유지할 수 있다. 본문에서 소개한 바와 같이 실제로 3개월에 8kg, 6개월 동안 10kg 감량한 예도 있다. 몇 개월 동안 몇 kg

빠지는 것은 보통이다.

　이 책에서 소개하는 공복력을 기르는 방법은 아침 식사를 거르는 '아침 다이어트요법'이다. 기본적으로는 섭취하는 총 열량을 줄이면 되기 때문에, 하루 세 끼를 먹더라도 배불리 먹지 말고 매끼마다 배가 60% 정도만 차도록 먹거나 점심이나 저녁 식사를 거르는 방법도 상관없다. 하지만 밤늦게까지 활동하는 현대인에게는 아침 식사를 거르는 것이 공복력을 활용할 수 있는 가장 적합하고 간단한 방법이다.

　아침을 거르면 좋지 않다, 아침식사는 반드시 하는 편이 좋다고 생각하는 사람도 많을 것이다. 물론 이것은 한창 자라는 아이들에게는 맞는 말이다. 그러나 현대의 성인에게는 적합하지 않다. 농사 같은 힘든 일을 하는 사람들이 많았던 옛날에는 이른 아침부터 체력을 소모할 수밖에 없기 때문에, 아침 일을 끝내면 열량과 영양을 제대로 보충해야만 했다.

　그러나 현대인은 대부분 저녁이나 밤에 활발히 활동한다. 이처럼 저녁을 늦게 먹는 라이프스타일에서는 아침에 위장이 비어 있지 않은 경우가 많으므로 아침식사가 오히려 위에 부담이 된다. 게다가 아침을 과식하게 되면 위에 지나친 부담을 주는 것은 물론, 혈액도 탁해져서 뇌에 혈액이 원활히 공급되지 않아 머리가 제대로 움직이지 않는다. 따라서 아침에는 식사는 거르고 비타민, 미네랄, 당분만 섭취하는 것이 머리에도 몸에도 좋다.

내가 권하는 방법은 아침 대신 '당근사과주스'나 흑설탕을 넣은 '생강홍차'를 마시는 것이다. 이것으로 공복감을 달래고 현대인에게 부족하기 쉬운 비타민, 미네랄, 질 좋은 당분 등도 보충할 수 있다. 또한 아침을 거르면 저녁식사는 무엇이든 먹을 수 있고 술도 자유롭게(물론 과음은 피해야 하겠지만) 마실 수 있다.

한 가지 주의해야 할 점은 수분의 과다 섭취다. 수분을 많이 섭취하는 것이 좋다고들 하지만, 이것이 바로 현대인에게 많은 냉증의 원인이다. 그리고 몸이 차가워지면 혈액순환이 제대로 되지 않아 병에 걸리기 쉽다.

생활습관병으로 고생하고 있는 사람, 병은 없지만 평소에 늘 몸 상태가 좋지 않은 사람, 체형이 신경 쓰이는 사람이라면, 오늘부터 공복력을 키워서 건강하고 날씬한 몸이 되어 보자. 복잡하지도 고통스럽지도 않다. 아침을 거르는 '아침 다이어트'만으로도 충분하다.

자세한 설명은 뒤에서 다시 하겠지만 '아침 다이어트'의 기본은 아주 간단하다.

- 아침식사는 거르고 대신 당근사과주스(또는 흑설탕이나 벌꿀을 넣은 생강홍차)를 마신다.
- 육식은 되도록 피하고(하루에 최대 100g 정도) 단백질은 어류로 섭취한다.
- 자신의 체력에 맞춰서 하루에 1시간 정도 걷는다. 가능하면 일

주일에 두세 번은 근력운동을 한다(고령자는 무릎을 구부렸다 폈다 하는 가벼운 운동으로도 충분하다).

내가 제안하는 건강법은 공복력을 기르고 몸을 조금 움직이는 것이 전부다. 이것을 습관적으로 매일매일 지속하는 것만으로 날씬하고 건강한 몸이 될 수 있다.

## 차례

여는 글  날씬하고 건강하고 젊어지는 간단하고 확실한 방법 ...7

### 1장 공복이 건강을 만든다
문제는 과식이다 ...19
내장에 지방이 쌓이면 위험한 이유 ...23
허리둘레는 모든 것의 척도다 ...26
배가 부를 때는 면역력이 떨어진다 ...29
이렇게 먹으면 의사가 필요 없다 ...31
공복감을 느낄 때는 초콜릿이 최고 ...34
결혼하고 나서, 취직하고 나서, 특히 조심하라 ...36
40대부터는 먹는 양을 줄여라 ...39
많이 먹어야 힘이 난다? ...42
아침을 안 먹으면 머리가 잘 돌아간다 ...45
저녁을 늦게 먹는 사람을 위한 조언 ...48
30대, 근력운동을 시작해야 하는 나이 ...50
술은 맥주 2병까지 ...53
아침은 주스 2잔, 저녁은 마음껏 먹는다 ...55
40대 아저씨, 아침을 거르고 활력을 되찾다 ...57

### 2장 혈액이 탁해지면 병에 걸린다
염증과 발열은 노폐물을 처리하는 과정이다 ...63
병이 생기는 한 가지 원인 ...67
배고픔을 느끼는 진짜 이유 ...69
운동부족으로도 혈액이 탁해진다 ...73
스트레스와 체온의 관계 ...76

| | |
|---|---|
| 긍정의 힘은 암도 이긴다 | … 79 |
| 몸이 차가우면 여러 가지 병이 생긴다 | … 82 |
| 피부병은 유해물질을 몸 밖으로 버리려는 작용이다 | … 85 |
| 약은 유독물질이다 | … 88 |
| 남자는 1년에 두세 번 헌혈을 하라 | … 90 |
| 혈액이 탁해져서 생기는 여러 가지 질병 | … 93 |
| 혈액이 탁해지면 암 유전자가 눈을 뜬다 | … 101 |
| 백혈병도 혈액 오염에서 시작된다 | … 103 |

## 3장 건강한 사람만 아는 공복의 즐거움

| | |
|---|---|
| 배부른 쥐가 보내는 경고 | … 107 |
| **나의 이야기 1** 허약체질에서 건강체로 변신하기까지 | … 113 |
| **나의 이야기 2** 대학병원에서 현대의학의 한계를 절감하다 | … 116 |
| **나의 이야기 3** 당근사과주스 요법을 알게 되다 | … 119 |
| **나의 이야기 4** 모스크바 단식병원에서 경험한 놀라운 치료 효과 | … 121 |
| **나의 이야기 5** 식사요법으로 병을 치료하는 진료소를 열다 | … 123 |
| 당근사과주스와 생강홍차 만드는 법 | … 125 |
| 영양 결핍은 걱정하지 마라 | … 128 |
| 공복 시에 체온이 올라가고 병이 낫는다 | … 131 |
| 배 고플 때 몸은 복구 작업을 시작한다 | … 133 |
| 당근사과주스의 놀라운 효과 | … 135 |
| 보식하는 요령 | … 137 |
| 이런 병에는 단식이 맞지 않다 | … 141 |

## 4장 세 끼 식단 새로 세팅하기

아침식사가 관건이다 ... 147
이시하라식 아침 다이어트 ... 150
점심은 무엇을 먹을까 ... 153
저녁은 무엇을 먹을까 ... 155
의사와 상담해야 하는 경우 ... 157
6개월간 14kg 감량하다 ... 159

## 5장 몸을 따뜻하게 하면 병이 낫는다

저체온이 병을 일으킨다 ... 165
인간은 원래 추위에 약하다 ... 167
체온이 올라가면 면역력이 좋아진다 ... 169
물을 너무 많이 마시면 몸이 차가워진다 ... 171
지나친 수분 섭취로 인해 생기는 무서운 병 ... 175
욕조 목욕의 7가지 효과 ... 178
질병 치료에 효과적인 목욕법 ... 181
왜 하루에 만 보를 걸어야 할까 ... 184
매일 발목 근육을 단련하는 체조를 한다 ... 187
몸이 따뜻하면 암에 걸리지 않는다 ... 190
몸을 따뜻하게 하면 불임이 치료된다 ... 192
체온을 높이는 복장 ... 194
배만 따뜻하게 해도 만성질환이 낫는다 ... 196

## 6장 무엇을, 어떻게 먹어야 할까

밥맛이 없는데도 억지로 아침을 먹지 않는다 ... 201

몸을 따뜻하게 하는 음식과 차게 하는 음식 ... 203
양성체질과 음성체질이 있다 ... 205
음성체질은 몸을 따뜻하게 하는 양성식품을 먹는다 ... 207
살이 찌는 음식과 살이 빠지는 음식 ... 211
제철 과일과 채소를 먹는다 ... 213
염분이 부족하면 더 위험하다 ... 216
염분, 원하는 대로 먹으면 된다 ... 220
흑설탕과 벌꿀의 효과 ... 222
발효식품은 천연양조된 것으로 ... 224

## 7장 식단을 바꿔 인생을 바꾼 사람들

47세 여성, 스무 살을 넘기지 못할 거라던 난치병이 치유되다 ... 229
61세 여성, 대장암을 극복하다 ... 235
38세 여성, 당근사과주스로 고도비만과 고지혈증에서 해방되다 ... 238
58세 남성, 양파를 넣은 당근사과주스로 당뇨병을 극복하다 ... 241
28세 여성, 워킹과 반신욕으로 비만과 아토피를 극복하다 ... 243
병은 없지만 나른하고 의욕이 없는 이들을 위한 처방전 ... 245

## 8장 평생 젊고 활기차게 사는 비결

인간의 수명은 120세? ... 249
코카서스 장수 노인들의 일상생활 ... 252
하반신 근육운동은 치매를 예방한다 ... 257
먹는 양을 줄이면 수명이 늘어난다 ... 261
수술이나 항암제 치료는 어떻게 해야 될까 ... 263
아는 것이 힘이다 ... 265

1장

# 공복이
# 건강을
# 만든다

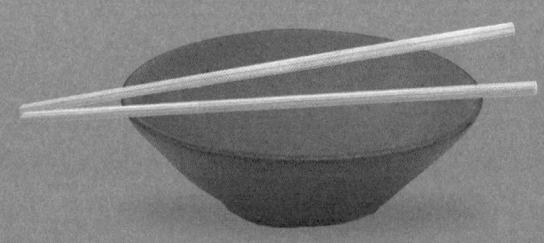

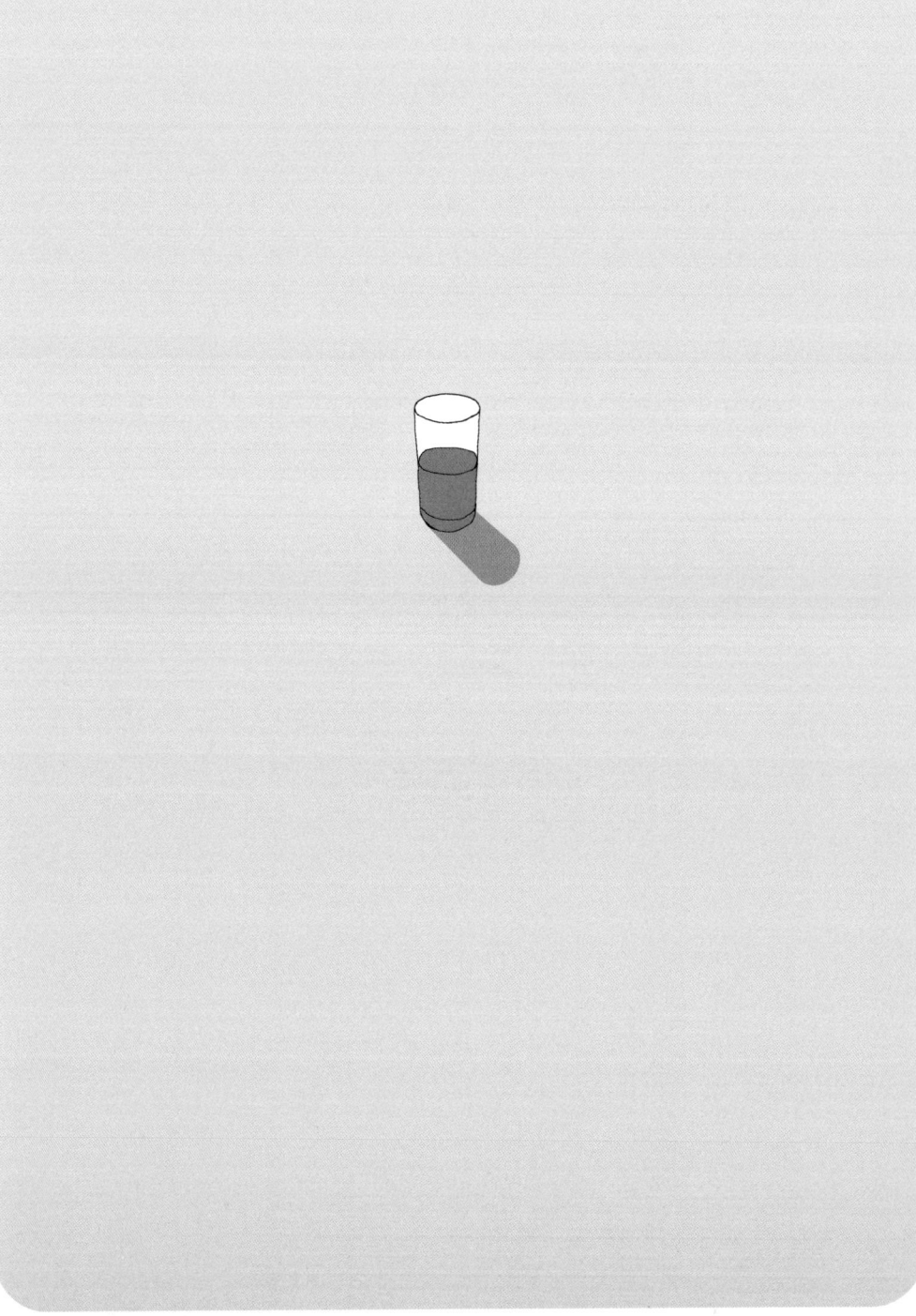

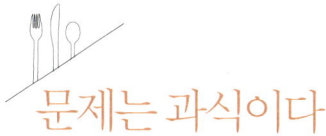
## 문제는 과식이다

과식으로 인한 비만으로 건강을 해치고 있는 사람이 늘고 있다. 물론 병이 생기는 데는 비만뿐만이 아니라 스트레스를 비롯한 여러 가지 원인이 있다. 그러나 많은 생활습관병이 영양과잉에 의해 생긴다는 것도 사실이다. 단순히 살이 쪘기 때문에 몸에 나쁘다는 것이 아니라, 과식은 혈액을 탁하게 하거나 냉증을 일으키고 면역력까지 저하시킨다.

혈액이 탁해지면 병이 생긴다. 혈액을 탁하게 만드는 주된 원인은 과식하거나 과음하는 생활습관이다. 이제는 영양실조로 고생하는 사람은 거의 없다. 반대로 '영양과잉'으로 고통 받는 사람은 많다.

인간은 과식에 약하다. 인류의 역사를 봐도 그 사실을 확연히 알 수 있다. 인류는 3백만 년 전에 유인원에서 갈라져 나왔다고 한다.

그 후 인류는 빙하기, 홍수, 지진 등의 천재지변과 전쟁으로 식량을 확보하는 데 어려움을 겪어왔다. 우리가 기아 걱정에서 해방된 것은 겨우 50~60년 전부터라고 할 수 있을 정도다.

인간은 299만 9950년 동안 끊임없이 기아의 위험에 처해 있었던 셈이다. 지금도 지구상의 일부 지역에서는 기아로 고통 받고 있는 사람들이 있다.

인류는 이러한 기아 시대를 헤쳐 나가면서 살아왔기 때문에 배가 부른 상태보다 배가 고픈 상태에 더 익숙했다. 따라서 우리 인체는 식량이 부족하더라도 오래 생존할 수 있는 기능을 갖추고 있다. 예를 들어 인간은 공기가 없으면 약 3분, 물이 없으면 3일 만에 죽는다. 그러나 공기와 물이 있으면 식량이 없어도 30일은 살 수 있다고 한다.

그만큼 인간은 배가 고픈 상태는 잘 견딘다. 필요 이상의 영양분은 기아 상태에 대비해 피하지방으로 축적해둔다. 먹을 것이 없을 때는 축적해둔 영양분으로 견딘다.

하지만 지금은 먹을 것이 없어 굶거나 기아 상태를 경험하는 일이 거의 없다(아직 극빈층이 있다는 것을 간과하고 있다는 말이 아니다). 굶기는커녕 하루 세 끼를 꼬박꼬박 챙겨먹는다. 게다가 사방에 식욕을 자극하는 음식이 널려 있다. 욕망이 이끄는 대로 먹다가는 과식을 하게 되고 그 영양분은 몸속에 계속 쌓여나간다.

문제는 인간이 배부른 상태에 대처하는 기능을 거의 갖고 있지 않다는 점이다. 이 때문에 과식을 하면 여러 가지 장애가 발생한다. 우선 소화와 흡수를 위해 위와 소장에 장시간 대량의 혈액이 집중되어, 배설을 담당하는 대장이나 직장, 신장으로 흘러가는 혈액이 부족해진다. 이로 인해 대변이나 소변이 제대로 배설되지 않아 혈액 속이나 체내에 노폐물이 쌓인다. 인체가 음식물을 흡수하느라 배설이 제대로 안 되는 것이다.

또한 위장에 혈액이 집중되면 골격을 움직이는 근육이나 뇌, 심장을 비롯한 다른 기관과 세포로 공급되는 혈액의 양이 줄어든다. 이 때문에 식후에는 졸음이 오거나 몸을 움직이는 것이 귀찮아진다.

하루 세 끼 식사, 여기에 간식까지 챙겨먹는다면 혈액은 끊임없이 위장에 집중될 수밖에 없다. 그러면 몸의 다른 기관은 혈액 공급량이 계속 부족해져 대사가 저하되며, 결과적으로 체온도 떨어진다. 또한 우리 몸의 모든 장기는 혈액이 운반해주는 영양분이나 산소 등으로 활동한다. 따라서 혈액 공급이 줄어든 뇌나 심장에서 발작이 쉽게 일어난다.

소비되지 않은 영양분이 혈액 중에 지나치게 많으면 여러 가지 병을 일으킬 수 있다. 예를 들어 갑자기 심근경색이나 뇌졸중으로 응급실에 실려 오는 환자들을 보면 발병 직전에 과식이나 과음을 한 경우가 많다. 이것은 내가 직접 경험한 사실이기도 하다. 대학원에서 연구생활을 할 때 일주일에 하루는 대학병원 응급실에서 일을 했는데, 그때 응급실로 실려 온 심근경색이나 뇌졸중 환자들 대부분이 발작 전에 과식이나 과음을 한 상태였다.

　응급처치가 끝난 뒤 가족들에게 발작 전의 상황을 물으면, 십중팔구 "오늘은 집안에 기쁜 일이 있어서 가족과 친척들이 모여 즐겁게 마시고 먹었다"든가 "어젯밤에 회식자리에 갔다가 완전히 술에 취해 돌아왔다"는 식의 이야기를 한다.

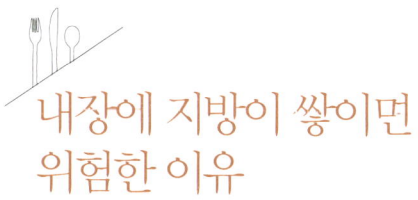

# 내장에 지방이 쌓이면 위험한 이유

최근 대사증후군이 화제다. 고혈압이나 당뇨병 같은 생활습관병을 일으키는 중요한 원인이기 때문이다. 심해지면 뇌경색, 뇌졸중, 심근경색 등 심각한 질병을 낳기도 한다.

대사증후군의 일반적인 정의는 '내장지방형 비만'이다. 좀더 구체적으로 말하면 고혈당, 고혈압, 고지혈증 중 두 가지 이상을 가지고 있는 상태다.

최근 들어 '내장지방'이라는 말이 자주 쓰이므로 알고 있는 사람이 많다고 생각되지만, 여기서 잠깐 설명하고 넘어가도록 하자.

내장지방이란 내장 주위에 있는 지방조직으로, 내장지방이 많이 쌓여 있는 상태가 내장지방비만이다. 그 중에서도 특히 장 주위의 장간막(장을 매달아 유지하는 복막의 일부)에 지방이 많이 쌓여 있는 상태다. 내장지방은 몸 밖에서 볼 수도 없고 손가락으로 잡을 수도 없다. 그러니까 몸속에 숨겨진 체지방이다.

반면 피하지방은 피부 밑에 있는 피하조직에 붙는 지방으로, 몸의 표면에서 가까운 곳에 있고 손가락으로 잡을 수 있는 체지방이다. 따라서 손가락으로 잡힌 피부의 두께를 측정해서 비만도를 확인할 수 있다. 피하지방형 비만이 되면 외형적으로 탄력이 없고 축 처진 체형이 된다.

내장지방이나 피하지방은 지나치게 많은 에너지를 축적하고 있다는 점에서는 다를 바가 없다. 하지만 피하지방은 쌓일 때도 연소할 때도 시간이 상당히 많이 걸리나, 내장지방은 쌓일 때는 빨리 쌓이지만 공복이 되면 즉시 연소된다. 또한 피하지방에서 떨어져 나오는 유리지방산은 근육 등에서 사용되지만, 내장지방에서 떨어져 나오는 유리지방산은 혈관에서 직접 간으로 들어가 고지혈증의 원인이 되는 지방을 만들거나 당뇨병의 원인이 되는 혈당을 만든다. 따라서 내장지방이 늘어나면 몸속에 유해한 물질이 늘어나고 당뇨병이나 뇌경색, 고혈압 등의 생활습관병에 걸릴 확률이 아주 높아진다.

내장지방은 여성보다 남성이 쌓이기 쉽다. 연소가 바로 되는 내장지방이 남성에 많고 연소되기 어려운 피하지방이 여성에게 많은 데는 이유가 있다. 인류의 오랜 역사 속에서 생각해볼 때 남성은 사냥으로 먹을 것을 확보하기 위해 단기적인 에너지가 필요했고 여성은 자식들을 낳고 키우기 위해 장기적인 에너지가 필요했기 때문이다.

외형적으로 보면 남성에게 많은 상반신 비만이 내장지방증가형 비만이고, 여성에게 많은 하반신 비만이 피하지방증가형 비만이다. 살이 찐 모양에 따라 내장지방증가형 비만은 사과형, 피하지방증가형 비만은 서양배형이라고도 한다.

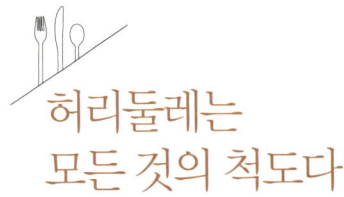
# 허리둘레는
# 모든 것의 척도다

일본 내과학회 산하 8개 학회가 정리한 대사증후군의 일반적인 진단 기준은 다음과 같다.

- **허리둘레가 남성은 85cm 이상, 여성은 90cm 이상**

  허리둘레는 내장지방의 축적 가능성을 알 수 있는 지표다. 앞에서도 이야기했듯이 내장지방은 피하지방과는 달리 내장, 특히 장간막이나 간에 붙은 지방을 초음파로 검사하지 않는 한 정확히 알 수 없다. 그러나 간단하게나마 겉모습으로 파악할 수 있는 방법이 있는데, 남성의 경우 허리둘레가 85cm 이상, 여성의 경우 90cm 이상이면 내장지방증가형 비만일 가능성이 크다. 여기에 아래 항복 중 두 가지 이상이 해당되면 대사증후군이라는 진단을 받는다.
- **고지혈증** 혈청 중성지방이 150mg/dL 이상이거나 HDL콜레스테롤(좋은 콜레스테롤)이 40mg/dL 미만인 경우, 또는 두 가지 모두 해당되는 경우
- **고혈압** 최고혈압이 130mmHg이상이거나 최저혈압이 85mmHg 이상인 경우, 또는 두 가지 모두 해당되는 경우
- **고혈당** 공복시 혈당치가 110mg/dL 이상, HbAlc(당화혈색소, 포도당이 결합된 혈색소)가 5.2퍼센트 이상

이 기준은 미국이나 WHO(세계보건기구) 등과는 조금 차이가 난다. 그리고 세계당뇨병연맹(IDF) 기준에는 허리둘레가 남성은 90cm 이상, 여성은 80cm 이상으로 명시되어 있다. 이 때문에 여성의 허리둘레 기준을 남성보다 낮추는 등 기준치를 재검토해야 한다는 의견도 나오고 있다.

남성 85cm 이상, 여성 90cm 이상을 대사증후군의 기준으로 한 것은 이 수치가 내장지방의 면적이 100cm² 이상일 때 해당하는 허리둘레이기 때문이다. 즉 대사증후군의 엄밀한 진단 기준은 내장지방의 면적이 100cm² 이상인 경우라고 할 수 있다. 따라서 정확한 진단을 위해서는 복부 CT(컴퓨터 단층촬영)를 찍어보지 않고는 알 수 없다.

또한 이 허리둘레 수치는 여성이 남성보다 크다는 점에서 문제

가 있으며, 남성이 85cm라는 기준도 지나치게 엄격하다는 지적이 나오고 있다. 30대가 넘어가면 뱃살이 쉽게 붙기 때문에 그렇게 뚱뚱하지 않아도 허리둘레가 85cm를 넘는 경우가 많다. 이처럼 허리둘레의 기준에 대해서는 이론의 여지가 있지만, 자신의 체형을 살펴보고 신장에 비해 허리가 굵다고 생각되는 사람은 주의가 필요하다.

대사증후군은 과식으로 살이 찌고 고지혈증, 고혈당, 고혈압 상태가 되는 것을 말한다. 당연히 심근경색, 뇌경색, 뇌졸중이 될 위험도 높다. 따라서 자신이 대사증후군 예비군이 아닌지 걱정되는 사람이나 이미 대사증후군 증상을 보이고 있는 사람은 무엇보다 과식이나 과음하는 생활습관을 개선해야 한다. 생활습관병을 고치기 위해서는 섭취하는 총 열량을 줄이는 식사요법이 가장 효과적이다. 그리고 규칙적으로 운동하는 습관을 기르는 것도 중요하다.

## 배가 부를 때는
## 면역력이 떨어진다

한 끼를 굶어서 섭취하는 총 열량을 줄이는 것은 대사증후군과 같은 생활습관병을 고치는 데 효과적이다. 더 중요한 것은 공복으로 인한 효과가 여기에 그치지 않는다는 사실이다. 우리 몸은 공복 상태가 되면 면역력이 높아진다. 그만큼 병에 걸릴 확률이 낮아지므로 건강하게 생활할 수 있는 것이다.

최근 들어 '면역력'이라는 말이 자주 사용되고 있는데, 면역력이란 간단히 설명하면 혈액 속을 헤엄치고 다니는 백혈구의 힘이라고 할 수 있다. 백혈구는 단세포생물인 아메바와 비슷한 운동을 하는데, 36억 년 전에 지구상에 태어난 원시적인 단세포생물의 흔적 같은 것이다.

백혈구는 혈액이라는 바다 속을 헤엄치면서 세균이나 암세포,

몸속의 노폐물을 잡아먹는다. 스카벤저(scavenger)라는 별명대로 백혈구는 우리 몸속의 청소부다.

이 백혈구의 힘이 바로 면역력이다. 우리가 밥을 배불리 먹으면 혈액 속에 영양분이 많아진다. 그러면 백혈구도 배가 불러 세균이 침입하거나 암세포가 만들어져도 그것을 먹지 않는다. 따라서 배가 부를 때는 면역력도 떨어지는 것이다.

반대로 배가 고플 때는 혈액 속의 영양 상태도 나빠진다. 그러면 백혈구도 먹을 것이 없어 배가 고파지므로 세균이 침입하거나 암세포가 생겼을 때 그것을 열심히 잡아먹는다. 즉 면역력이 높아지는 것이다. 인간이나 동물은 병에 걸리면 식욕이 떨어진다. 이것은 생체항상성(생체가 여러 가지 환경 변화에 대응하여 생명 현상이 제대로 일어날 수 있도록 일정한 상태를 유지하는 성질)의 작용으로 병을 고치기 위해 식욕이 저절로 억제되는 것이다. 병에 걸리면 면역력이 높아지도록 우리 몸이 자연스럽게 조절된다.

공복 상태에서는 백혈구의 활동이 활발해져 면역력이 높아진다. 면역력이 높아지면 병에 쉽게 걸리지 않고 병이 있을 경우에는 병을 고치는 힘이 커진다. 따라서 하루 한 차례 공복 시간을 가지면 병에 쉽게 걸리지 않고 병으로 고통 받는 사람도 차도를 볼 수 있다. '공복력(空腹力)'을 기르는 것은 병을 멀리하고 고치는 길이다.

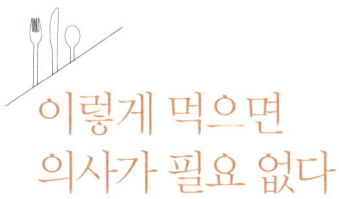
# 이렇게 먹으면
# 의사가 필요 없다

아침이나 점심을 거르고 하루 두 끼를 먹거나 저녁 한 끼만 먹는다고 해도 하루 섭취량이 전과 같다면 오히려 살이 찌게 된다. 예를 들어 하루 2000kcal를 3번 나눠서 먹는 것보다 2번 나눠서 먹는 편이 살이 찐다. 한 번에 많은 양을 먹으면 영양분을 흡수하기 쉬우므로 그만큼 지방이 쉽게 쌓이기 때문이다.

인간의 몸은 앞에서도 이야기했듯이 300만 년의 역사 중에서 299만 9950년 동안 기아의 고통을 견뎌왔다. 지금 먹으면 또 언제 먹을 수 있을지 알 수 없는 시대가 오랫동안 계속되었기 때문에, 언제부터인가 먹은 음식을 지방으로 축적하게 되었다. 그리고 먹는 횟수가 적을수록 지방을 더 많이 축적하게 된다. 우리 몸은 지방을 축적하는 데 익숙해져 있는 것이다.

이 때문에 하루에 두 끼를 먹는 경우 총 섭취량을 줄이지 않으면 의미가 없다. 총 섭취량을 줄이면 더욱 건강해질 뿐만 아니라 살이 찔 염려도 없다.

예를 들어 2000kcal를 3번 나눠 먹었다고 하면 한 끼당 섭취하는 열량은 약 660kcal다. 여기서 한 끼를 거른다는 것은 660kcal를 두 번 먹는 것이므로, 하루에 섭취하는 총 열량은 1320kcal이다. 이렇게 먹어야 살이 빠지고 건강도 유지할 수 있다.

중요한 것은 전체 열량, 즉 전체 식사량을 줄이는 것이다. 일본 속담에 '모자란 듯 먹으면 병이 없고 넘치게 먹으면 의사가 끊이지 않는다'는 말이 있다. 옛날 사람들도 이것을 잘 알고 있었던 것이다.

6천 년 전에 이집트에 세워진 한 피라미드에는 다음과 같은 비문이 새겨져 있다고 한다.

"A Man lives on a quarter of what he eats, the other three quarter lives on his doctor."

직역을 하자면 '인간은 먹는 양의 4분의 1로 살고 있고, 나머지 4분의 3은 의사가 먹고 있다'가 된다. '과식으로 병에 걸리고 의사는 그 덕에 먹고 산다'는 의미다. 6천 년 전부터 이미 인류는 과식의 해로움과 소식의 유익함을 인식하고 있었던 것이다.

그러나 안타깝게도 인간은 그보다 훨씬 오래 전부터 공복을 겪어왔으므로, 눈앞에 먹을 것이 있을 때는 다음에 언제 먹을 수 있을지 알 수 없기 때문에 있는 대로 먹어치우는 본능을 갖고 있다. 병에 걸려 식욕이 떨어지거나 열이 나서 아무것도 먹지 못할 때를 제외하고는 먹는 것을 본능적으로 거부할 수가 없는 것이다.

그러니 먹을 것이 풍부해서 언제 어디서든 원하는 대로 먹을 수 있는 지금, 과식 때문에 병을 얻게 되는 것은 어쩌면 당연한 일이다. 식욕부진으로 인해 식사를 본능적으로 거부하는 상황을 제외하고 자발적으로 먹는 것을 거부하는 것은 인간에게 너무나도 어려운 일이다.

한편 음식을 먹으면 혈당치가 올라가는데, 올라간 혈당치를 낮추는 역할을 하는 호르몬은 인슐린 하나다. 반대로 배가 고파 후들거릴 때 혈당치를 높이는 호르몬은 아드레날린, 성장 호르몬, 티록신, 코르티솔, 글루카곤 등 여러 종류가 있다. 우리 몸의 메커니즘을 봐도 인간의 몸은 공복 상태를 잘 견딜 수 있도록 만들어져 있다는 것을 알 수 있다.

이처럼 인간은 과식이나 배가 부른 상태에는 익숙하지 않다. 먹을 것이 계속 들어오면 우리 몸은 그것을 다 처리해낼 수 없다. 이 때문에 고지혈증이나 고혈당이 되고 이것은 뇌경색, 뇌졸중, 심근경색 등을 일으키는 원인이 된다. 이러한 병을 갖고 있는 사람이 많아지면 국가의 의료비 부담도 커지므로, 나라마다 국가 차원에서 '대사증후군'에 주의를 촉구하고 있다.

# 공복감을 느낄 때는
# 초콜릿이 최고

총 열량을 줄여서 적게 먹을 때 공복감이 문제다. 공복감 또는 포만감이라고 하는 것은 뱃속에 음식물이 가득 들었는지 아닌지로 느끼는 것이 아니라, 혈당치로 뇌의 중추가 느끼는 것이다. 혈당치가 내려갔을 때는 뇌의 공복중추가 배가 고프다고 느끼고, 혈당치가 올라갔을 때는 만복중추가 배가 부르다고 느낀다.

예를 들어 배가 고플 때 밥이나 빵, 라면 같은 탄수화물을 섭취하면, 소화가 돼서 혈당이 되는 데 1시간 이상이 걸린다. 먹으면 바로 배가 부른 것이 아니라 1시간은 공복감을 그대로 느끼기 때문에 1시간 동안 계속 식사를 할 수 있다. 포만감을 느끼지 못하고 그대로 계속 먹다보면 과식으로 살이 찔 수밖에 없다.

따라서 배가 고프다고 느낄 때는 초콜릿, 흑설탕, 생강홍차(만드는 방법은 제3장 참조) 등으로 당분을 보충하면 1분 만에 혈당치가 올라가서 공복감이 사라진다.

실제로 사이타마의과대학 응급센터에서는 응급 환자들에게 식욕이 없을 때 초콜릿을 먹거나 코코아를 마시게 한다. 이것으로 공복을 달래고 기운을 차릴 수 있기 때문이다. 언젠가 식욕이 없어 애를 먹는 입원환자에게 무엇이 먹고 싶냐고 물었더니 '초콜릿'이라고 대답해서 초콜릿을 먹인 적이 있다. 환자는 초콜릿을 먹고 기운을 차렸다고 한다. 그때 이후 사이타마의과대학에서는 식욕이 없는 환자들에게 일단 초콜릿을 먹이고 있다. 초콜릿은 단백질, 지방, 탄수화물, 비타민, 미네랄 등이 전부 들어 있는 완전영양식품이다.

또한 대사증후군을 예방하기 위해 육류를 무조건 피할 필요도 없다. 단, 현재 우리의 식생활을 생각해보면 동물성단백질을 지나치게 많이 섭취하고 있다. 치아 형태를 고려할 때 육류를 포함한 동물성 식품은 전체 식사량의 10퍼센트 정도면 충분하다.

인간의 이는 전부 32개로, 채소나 과일을 씹는 앞니가 8개, 고기나 생선 등을 뜯는 송곳니가 4개, 그리고 곡물을 씹는 어금니가 20개다. 이의 비율은 어금니가 62.5퍼센트, 앞니가 25퍼센트, 송곳니가 12.5퍼센트다. 이러한 사실로부터 우리 몸에 가장 알맞은 식사 비율은 곡물 60퍼센트, 채소나 과일 25~30퍼센트, 그리고 동물성 단백질 약 10퍼센트라고 생각할 수 있다. 따라서 육류 등의 동물성 단백질은 전체 식사량의 10퍼센트 정도면 충분하다.

# 결혼하고 나서, 취직하고 나서, 특히 조심하라

먹고 싶은 대로 먹고 마시고 싶은 대로 마시면서 살도 찌지 않고 아픈 데도 없이 건강한 사람도 있다. 이러한 사람은 섭취하는 에너지 이상으로 몸을 움직이는 사람이다. 먹고 싶은 대로 먹고 몸을 움직여 열심히 일하고 규칙적으로 운동하면서 날씬하고 건강한 몸을 유지한다면, 그보다 더 좋은 일은 없을 것이다. 하지만 문제는 이렇게 되기가 아주 어렵다는 점이다.

학생 때는 아무리 먹어도 체중이 변하지 않았는데 취직을 하자마자 또는 결혼을 하자마자 살이 찌기 시작했다는 사람도 많다.

지금은 사무실에서 컴퓨터로 일을 하는 경우가 많으므로, 회사를 다니게 되면 아무래도 운동 부족이 되기 쉽다. 또한 독신 때는 식사가 불규칙하고 전체적인 섭취 열량이 적었던 사람이 결혼 후 하루 세 끼를 빠짐없이 먹게 되면서 과식을 하게 되는 경우도 있다. 이러다 보면 아무래도 살이 찌지 않을 수 없다. 이러한 생활이 계속되면 30~40대에 대사증후군을 비롯한 여러 가지 질병을 끌어안게 된다.

그 중에서도 특별히 학생 때 운동부에 소속되어 있던 사람들은 주의가 필요하다. 대회에 나가거나 한창 활동하던 시절에는 엄청난 양을 먹어도 살이 찌지 않는다. 섭취하는 열량 이상의 에너지를 운동으로 소비하기 때문이다. 그러다가 학교를 졸업하면서 활동을 그만두게 되면, 먹는 양은 그대로인데 활동량이 극단적으로 줄어들기 때문에 운동 부족으로 살이 찌게 된다. 이 경우 젊은 나이에 대사증후군 예비군이 되고 만다.

이에 대한 극단적인 예가 은퇴한 스모선수다. 스모선수들은 운동량이 상당히 많은데도 하루에 두 끼밖에 먹지 않는다. 그런데도 그만큼 살이 쪄 있다. 그러나 살이 쪘다고 해도 스모를 하는 이상 체중이 필요하다. 또한 현역 선수들은 몸을 단련하기 때문에 군살이 아니라 근육 양이 많다. 따라서 활동 중인 스모선수의 몸은 건강하다고 할 수 있다.

그러나 선수생활을 그만두면 즉시 운동량이 격감한다. 그런데도 식습관을 바꾸지 않고 여전히 많이 먹으면 심할 경우 젊은 나이에 사망할 수도 있다. 은퇴한 뒤에도 건강을 유지하고 있는 사람은 은퇴 후 의식적으로 철저하게 먹는 양을 줄이고 체중 조절을 한 경우다.

이처럼 학교 다닐 때 격렬한 스포츠를 했던 사람일수록 주의가 필요하다. 이들이 가장 먼저 해야 할 일은 식사량을 줄이는 것이다. 한창 활동하던 때와 똑같이 먹으면 점점 살이 찌다가 결국 대사증후군이 될 것이기 때문이다. 두 번째로 해야 할 일은 그때까지 열심히 해왔던 스포츠를 완전히 그만두지 말고 몇 분의 1이라도 계속해 나가는 것이다. 근육 양이 많으면 기초대사가 활발해진다. 따라서 꾸준한 단련을 통해 만들어진 근육 양을 어느 정도 유지하는 것이 중요하다.

# 40대부터는
# 먹는 양을 줄여라

하루 세 끼를 빠짐없이 먹으면서도 살이 찌지 않고 어느 한 군데 나쁜 곳도 없이 건강하다면, 이 책에서 권하는 것처럼 아침을 거르는 식의 식사조절은 필요하지 않다. 그러나 지나치게 살이 찌고 건강이 좋지 않거나 어떤 병을 가지고 있는 사람이라면, 식사를 조절해서 '공복력'을 기르는 것이 건강 회복에 무엇보다 좋은 방법이다.

앞에서도 이야기했듯이 세 끼를 빠짐없이 먹는 사람은 아무래도 과식하기가 쉽다. 지금 당장은 문제가 되지 않더라도 언젠가 대사증후군이 될 확률이 높다.

예를 들어 운동량이 많으면 그만큼 소비 열량도 많아지기 때문에 하루에 세 끼를 먹어도 괜찮다고 생각할 것이다. 물론 섭취한 열량보다 소비하는 열량이 많으면 살이 찌지 않는다. 그러나 운동을 하더라도 먹는 양이 젊을 때와 같다면 나이를 먹어가면서 점점 살이 찐다. 우리 몸의 기초대사량은 나이가 들면서 점점 감소하기 때문이다.

젊을 때는 기초대사가 활발하다. 기초대사란 '심장 박동, 호흡, 체온 유지, 근육의 긴장 등 생명을 유지하는 데 필요한 최소한의 에너지'를 말한다. 성장기가 끝난 성인의 하루 평균 기초대사량은 남성이 약 1500kcal, 여성이 약 1200kcal다. 또한 에너지는 근육에서 많이 소비되므로 근육 양이 많은 사람일수록 기초대사량이 크다. 일반적으로 나이를 먹으면 근육량이 줄어들므로 그에 따라 기초대사량도 감소한다.

체중 1kg당 기초대사량은 성인보다 아이가 높으며, 20대, 30대, 40대, 50대, 60대로 갈수록 기초대사량이 점점 떨어진다. 따라서 같은 양을 먹어도 나이가 들수록 에너지가 열로 바뀌기 힘들기 때문에 살이 찌게 된다. 같은 사람이 같은 양의 운동을 하고 같은 양의 식사를 하더라도 나이가 들면서 점점 살이 찌는 것은 이처럼 기초대사량이 떨어지기 때문이다.

하루에 필요한 에너지량은 그 사람의 활동 정도에 따라 다르지만, 일반적으로 기초대사량의 1.5~2배라고 한다. 운동량이 많은 사람은 섭취량이 다소 많아도 괜찮지만, 거의 움직이지 않을 정도로 운동량이 적은 사람은 기초대사량에 가까운 에너지로 충분하다.

또한 나이가 들면서 기초대사량이 떨어지고 여기에 운동량도 줄어들어 근육량까지 감소하면 더 더욱 살이 찌게 된다. 근육량 감소는 대사 저하와 직결되기 때문에, 음식을 먹으면 충분히 연소하지 못하고 몸속에 축적된다. 반대로 말하면, 근육량을 유지하면 나이 먹어도 기초대사량이 떨어지지 않는다고 할 수 있다.

같은 양을 먹고 같은 양의 운동을 하는데도 불구하고 점점 살이 쪄서 대사증후군이 되는 것은 나이를 먹으면서 근육량이 줄어들어 대사가 저하됐기 때문이다. 따라서 대사증후군은 엄밀히 말하면 대사 '저하' 증후군이라고 할 수 있다. 젊었을 때처럼 먹어서는 당연히 살이 찔 수밖에 없다. 결과적으로 대사증후군이 가장 문제가 되는 시기는 대사가 저하되고 있는(하지만 한창 일할 나이인) 40대부터다.

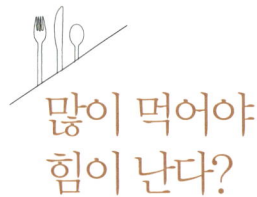

# 많이 먹어야
# 힘이 난다?

　의사에게 체중 조절을 하지 않으면 생활습관병에 걸리고 말 것이라는 주의를 받고, 스포츠클럽에 다니면서 운동을 시작하고 건강한 생활을 하고 있는데도, 좀처럼 살이 빠지지 않거나 오히려 살이 더 쪘다는 사람이 있다. 운동을 하면서 술이나 밥이 더 맛있게 느껴져 과음이나 과식을 하기 때문이다.

　하루 세 끼를 빠짐없이 먹는데다 운동을 하고 있다는 이유로 예전보다 저녁을 더 많이 먹으면 하루의 총 섭취 열량도 당연히 늘어난다. 이럴 경우 늘어난 열량이 운동으로 소비한 열량과 맞먹거나 자칫하면 그 양을 훨씬 넘어서 살이 찌기도 한다.

　따라서 아침이나 점심을 거르는 방법으로 하루 섭취량을 줄일 필요가 있다. 한 끼 또는 두 끼를 거르거나, 세 끼를 다 먹어도 총 열량을 줄이고 여기에 운동까지 한다면 배가 더욱 고플 거라고 생각할 것이다. 그러나 공복을 느낄 때는 초콜릿이나 흑설탕으로 만든 사탕을 먹거나 흑설탕이 들어간 생강홍차를 마셔 혈당을 높여주면 허기를 달랠 수 있다.

나는 46살부터 아침은 당근사과주스 2잔과 흑설탕을 넣은 생강홍차 1잔으로, 점심은 간단한 국수로 하고 있다. 게다가 최근 몇 년 동안은 점심시간에 대부분 취재를 하기 때문에, 1년에 200일은 점심도 건너뛰고 생강홍차 2잔으로 대신한다. 퇴근하면 4km를 달리고 이틀이나 사흘에 한 번씩 웨이트트레이닝을 한다.

고기나 달걀은 싫어해서 저녁식사로는 새우, 게, 오징어, 문어 같은 어패류와 함께 맥주나 소주를 마신다. 그리고 된장국, 낫토, 두부 반찬으로 밥을 먹는다. 저녁은 먹고 싶은 만큼 먹고 마시고 싶은 만큼 마신다. 이처럼 거의 하루에 한 끼만 먹는 셈이지만, 점심 때 조금 공복감을 느끼는 정도이다. 그래도 저녁은 먹고 싶은 만큼 먹고 있으므로 스트레스는 느끼지 않는다. 오히려 배가 적당히 고파서 저녁을 아주 맛있게 먹을 수 있다.

내가 권하는 것은 누구라도 쉽게 할 수 있는 '아침 다이어트요법(기본적으로는 아침을 거르는 것이지만, 점심이라도 상관없다)'이다.

지금까지 하루 세 끼를 빠짐없이 먹던 사람이 아침을 거르게 되면 아무래도 공복감을 강하게 느낄 것이다. 그러나 내가 권하는 방법대로 아침에 당근사과주스나 생강홍차를 마시면 혈당치가 올라가므로 공복감 때문에 그렇게 힘들지 않을 것이다.

하지만 지금까지 하루 세 끼를 꼬박꼬박, 그것도 배부르게 먹던 사람에게 하루 두 끼 식생활은 힘든 일일지도 모른다. 보통은 하루 두 끼로도 그렇게 공복감을 느끼지 않지만, 과식할 정도로 많이 먹는 것이 습관화되어 있는 사람은 결코 만족할 수 없을 것이다.

따라서 익숙해지기 전까지는 아침을 거르기가 괴로울지도 모른다. 이럴 때는 생강홍차나 흑설탕이 들어간 홍차, 또는 짬짬이 초콜릿 등으로 혈당을 보충하도록 한다. 물론 이처럼 공복을 달래기 위해 먹는 음식도 결코 지나치게 섭취해서는 안 된다.

아침을 거르면 기운이 없지 않을까 또는 식사량을 줄이면 힘이 나지 않을까 걱정할 필요도 없다. 스모선수들은 아침을 먹지 않고 격렬한 아침 훈련을 4시간이나 한다고 한다. 내 경우도 아침 점심을 다 거르고 조깅을 하거나 웨이트트레이닝을 하는 경우가 많다. 이렇게 하는 편이 오히려 힘이 솟는다. 식사를 하면 소화를 위해 위장에 혈액이 모이기 때문에, 근육으로 가는 혈액의 양이 줄어들어 힘을 발휘할 수 없다. 게다가 스모 훈련과 같은 격렬한 운동을 식후에 하면 먹은 것을 다 토해내고 만다.

WBC 세계밴텀급 챔피언이었던 다쓰요시 조이치로도 세계 챔피언이 된 이후 하루 한 끼만 먹는 생활을 하고 있다고 한다. 앞에서도 이야기했듯이 나 역시 공복 상태에서 웨이트트레이닝을 한다. 따라서 먹지 않으면 힘이 생기지 않는다는 말은 거짓말이다.

# 아침을 안 먹으면
## 머리가 잘 돌아간다

아침을 제대로 먹지 않으면 뇌가 움직이지 않는다는 말을 흔히 한다. 정말 그럴까?

위가 비어 있으면 위에서 그렐린(Ghrelin)이라는 호르몬이 분비된다. 그렐린은 '기아호르몬'이라고 불리며 시상하부를 자극해 식욕을 증진시키는 작용을 한다. 그렐린의 혈중 농도는 공복 때 높아지고 음식물을 섭취하면 낮아진다.

한편 그렐린과 반대 작용을 하는 호르몬이 있다. 지방세포에서 분비되는 호르몬인 렙틴이다. 렙틴이 증가하면 만복중추가 자극되고 섭식중추가 억제되므로 식욕이 떨어진다.

미국 예일 대학교의 호바스 박사는 그렐린이 분비되면 뇌의 해마 영역의 혈행이 좋아져 뇌 활동이 활발해진다는 사실을 알아냈다(《네이처 뉴로사이언스》 2006년 3월호). 인류는 굶주림을 겪어왔기 때문에 여러 가지 살아가는 방식을 생각하거나 도구를 만들어 문명을 발달시켜왔다고 할 수 있다. 그러니까 인류의 문명은 공복의 산물이라고 해도 과언이 아니다. 만약 인류가 굶주리지 않고 항상 배가 불렀다면, 문명이 이 정도까지 발달하지 않았을지도 모른다.

그렐린이 분비되면 무엇인가가 먹고 싶어지기 때문에 인류는 먹을 것을 확보하기 위해 머리를 썼다. 공복력이 인류의 뇌를 움직여 온 셈이다. 사실 아침을 먹지 않으면 뇌가 움직이지 않는다는 말은 정확한 근거가 없다. 나는 아침을 먹지 않지만 내 뇌는 언제나 활발하게 움직이고 있다.

아침을 먹느냐 먹지 않느냐는 뇌의 활동과 관계가 없다고 생각한다. 물론 뇌는 우리 몸에서 영양분을 가장 먼저 필요로 하는 기관이다. 뇌에는 영양분을 축적하는 장소가 없기 때문이다. 대신 체내에 축적된 영양분이 뇌로 보내진다. 뇌에 필요한 영양분은 포도당인데, 며칠 포도당을 섭취하지 않아도 인체는 포도당을 우선 뇌로 보낸다. 따라서 며칠 단식해도 뇌가 활동하는 데는 지장이 없다.

뇌에 가장 필요한 것은 당분이므로 이 책에서 추천하는 아침 다이어트요법에서는 아침에 당근사과주스나 흑설탕이 들어간 홍차, 생강홍차 등을 마시도록 한다. 이것으로 당분을 충분히 보충할 수 있다. 그래도 여전히 아침을 먹지 않으면 머리가 잘 움직이지 않는다고 생각하는 사람은 초콜릿 같은 것으로 당분을 보충해주면 된다.

취향이나 생각은 각자 다르므로 아침을 먹어야 머리가 잘 움직인다고 생각하는 사람은 먹으면 되고, 먹지 않아야 잘 움직인다고 생각하는 사람은 안 먹어도 된다. 자신의 몸에 맞는 대로 하면 되는 것이다. 무엇이든 정말 필요 없을 때는 몸이 받아들이지 않는다. 아침은 반드시 먹어야 한다는 세상의 여론에 이끌려 먹고 싶지도 않은 아침을 억지로 먹을 필요는 없다.

수분도 마찬가지다. 요즘은 어디서나 수분을 많이 섭취하는 편이 좋다고 말한다. 그러나 5장에서 자세히 설명하겠지만 반드시 물을 많이 마실 필요는 없다. 지나친 수분 섭취는 오히려 몸에 나쁘기까지 하다.

인간의 몸은 원래 본능으로 알 수 있도록 만들어져 있다. 어느 머리카락이 언제 백발이 될지, 얼굴 어디에 언제 기미가 생길지는 아무도 알 수 없다. 모두 몸의 본능이 결정하는 일이다. 피부에 상처가 생기면 원래대로 매끄럽게 복구되는 것도 우리 몸의 본능에 따른 것이다. 그럼에도 불구하고 소금이나 밥이 먹고 싶은데 먹어서는 안 된다고 하거나, 물을 마시고 싶지도 않은데 무조건 마셔야 된다고 하는 것은 이상한 일이다.

현대인이 때때로 과식이나 과음을 하는 것처럼 몸이 필요로 하는 양 이상을 섭취하는 것은 어떤 의미에서는 본능이 무너진 상태라고 할 수 있다.

# 저녁을 늦게 먹는 사람을
# 위한 조언

일 때문에 귀가가 늦어져 저녁식사를 늦게 하는 경우도 있을 것이다. 하지만 밤 10시 이후 또는 잠자기 2, 3시간 전에 먹으면 좋지 않다는 말 때문에 먹는 것이 망설여질 수도 있다.

그러나 이에 대해서도 지나치게 신경 쓸 필요가 없다. 밤늦게 식사를 하는 사람은 아침을 먹지 않으면 된다. 저녁을 늦게 먹고 아침 일찍 출근하는 경우 아침을 먹게 된다면 배가 아직 고프지 않은 상태에서 억지로 먹는 셈이므로, 아침을 굶어도 그렇게 힘들지 않을 것이다. 아니, 오히려 그 편이 속이 편할 것이다.

따라서 밤늦게 식사를 하는 사람에게는 아침을 거르는 아침 다이어트요법을 권한다. 하지만 아침만 거르면 된다는 생각에 점심을 과식하는 것은 좋지 않으므로 점심도 가볍게 하도록 한다.

공복력을 기르면 소화·흡수 능력도 좋아지므로, 밤늦게 식사를 하더라도 최소한 1시간 이후에 잠을 자면 괜찮다. 잠자기 2, 3시간 전에 음식을 먹으면 안 된다고 하는 것은 소화를 위해 혈액이 위장으로 모이고 이로 인해 위장이 움직이므로 잠을 자도 숙면을 취할 수 없기 때문이다. 그러나 공복력으로 소화력과 흡수력이 좋아지면 1시간 정도로도 상당 부분 소화·흡수될 수 있다.

# 30대, 근력운동을
## 시작해야 하는 나이

앞에서도 이야기했듯이 에너지 대사량을 늘리기 위해서는 근육을 만들고 유지하는 것이 중요하다. 건강을 유지하기 위해 과식하지 않는 것만큼 중요한 것이 규칙적인 운동 습관이다.

한창 일할 나이인 30, 40대뿐만 아니라 정년 후 외출할 기회가 급격히 줄어든 60대 이상도 근육이 약해지지 않도록 주의해야 한다. 근육이 약해지거나 줄어들면 몸이 쇠약해져 쉽게 병석에 눕게 된다.

따라서 면역력을 높이고 건강을 지키기 위해서는 먼저 하루에 한 번 공복 시간을 가져야 한다(한 끼를 굶는다). 그리고 운동, 사우나, 목욕, 온천 등으로 하루에 한 번 땀을 흘려야 한다.

여기서 운동이라는 것은 힘들고 시간이 오래 걸리는 운동을 말하는 게 아니다. 특히 60세가 넘은 경우에는 무리할 필요 없이, 우선 워킹 등으로 기초적인 근력을 기르는 것이 좋다. 워킹을 지속적으로 하면 혈액순환이 좋아지고 건강을 유지하는 데 큰 도움이 된다. 그리고 이틀에 한 번씩은 근육에 어느 정도 부담을 주는 근력운동을 하도록 하자. 근육을 자극하고 유지하기 위해서는 워킹만으로는 충분하지 않기 때문이다.

근력운동이란 근육을 자극하거나 늘이기 위한 운동으로, 워킹이나 자전거타기처럼 산소를 몸 안에 공급시키면서 오랜 시간에 걸쳐 실시하는 유산소운동과는 달리, 산소를 사용하지 않고 일시적으로 몸을 움직이는 무산소운동이라고 할 수 있다. 덤벨운동이나 스트레칭, 복근운동, 팔굽혀펴기 등이 근육에 부담을 주는 운동이다.

앞에서도 설명한 바와 같이 근육량을 늘리면 소비되는 에너지량이 늘어난다. 근육량이 늘면 기초대사도 활발해지므로 유산소운동을 할 때 소비 에너지량도 늘어난다. 따라서 근육을 만들면 우리 몸은 필요 이상의 지방을 효율적으로 연소시킨다.

근력운동 역시 무리해서 할 필요가 없다. 덤벨운동을 한다면 자신이 충분히 들 수 있는 무게의 덤벨을 선택하고, 팔굽혀펴기를 할 때도 애초에 횟수를 무리하게 잡지 않는다.

얼마 전에 89세 생일을 맞은 영화배우 모리 미쓰코 씨는 매일 스쿼트(맨몸 혹은 기구를 사용해 무릎을 굽혔다 폈다 하는 운동)를 150회나 하고 있다고 한다. 87세의 세토우치 자쿠초(소설가이자 천태종의 비구니) 씨도 허벅지 올리기 체조를 매일 150회씩 하고 있다. 그 덕분인지 모리 미쓰코 씨는 지금도 여전히 무대에서 활약하고 있고, 세토우치 자쿠초 씨 역시 강연회 등으로 전국을 바쁘게 돌아다니고 있다.

한편 근육을 계속 단련해나가면 근육이 약해지는 것을 방지할 수 있을 뿐 아니라 근육 자체도 계속 발달하게 된다.

근육은 90세까지 발달한다. 얼마 전까지만 해도 근육세포는 그 수가 일정하게 정해져 있기 때문에 그저 비대해질 뿐이라고 생각했다. 하지만 최근 연구에서 근육세포 옆에 있는 벽세포라는 세포가 새로운 근육세포를 만든다는 사실이 새롭게 밝혀졌다.

다음날 근육이 피로하지 않을 정도의 강도로 근력운동을 하면 매일 계속해도 상관없지만, 근육이 피로할 정도로 운동을 했다면 다음날은 쉬어야 한다. 근육의 피로가 회복됨으로써 근력의 강도를 높일 수 있기 때문이다. 이것은 근력을 기르는 데 아주 효과적인 방법이다.

운동이 중요한 것은 젊은 사람도 마찬가지이므로 30대 중반을 넘어서면 의식적으로 운동을 습관화하는 것이 좋다. 요즘에는 스포츠클럽 같은 곳도 많이 있으므로 이런 곳을 활용하면 도움이 될 것이다.

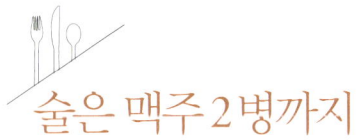
# 술은 맥주 2병까지

아침을 먹지 않으면 저녁은 먹고 싶은 만큼 먹어도 좋다. 그렇다면 술은 어느 정도 마시는 것이 좋을까?

알코올 도수를 기준으로 말한다면 맥주는 큰 병으로 두 병, 소주는 2잔, 위스키는 더블을 물에 희석해서 3잔, 와인은 글라스로 3잔 정도가 좋다. 이 정도라면 매일 마셔도 괜찮다. 물론 주량은 개인차가 있으므로 이 기준은 어디까지나 평균치이다. 이 양으로도 숙취가 온다면 술을 아무리 좋아하더라도 양을 좀더 줄이도록 한다(나는 이보다 더 많은 양을 매일 밤 마시고 있지만).

한 가지 중요한 사항을 덧붙이자면 주량은 낮 동안 몸을 어느 정도 움직였는지에 따라서도 차이가 난다. 낮에 몸을 움직이는 일을 하거나 평소에 근육운동을 하는 사람이라면 평균치에서 주량을 좀

더 늘려도 상관없다. 근육에서 에너지가 많이 소비되므로 몸을 움직여 근육을 사용하면 그만큼 알코올도 소화되기 때문이다. 반대로 평소에 책상에 앉아 일만 하고 운동은 하지 않는 사람은 근육량도 적으므로 알코올도 늦게 소화된다. 이것만 봐도 평소에 운동으로 근육을 단련시켜두는 것이 중요하다는 것을 알 수 있다.

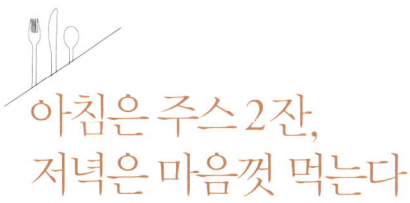

# 아침은 주스 2잔, 저녁은 마음껏 먹는다

대사증후군이라는 진단을 받았을 경우, 하루 세 끼를 꼬박 챙겨먹으면서 증상을 고친다는 것은 상당히 어려운 일이다. 모두들 하루 세 끼를 규칙적으로 챙겨먹어야 한다고 주장하고 있지만, 매 끼마다 식사량을 극단적으로 줄이지 않는 한 체중을 줄일 수도, 대사증후군을 고칠 수도 없다.

앞에서도 이야기했듯이 음식을 먹어도 금방은 포만감이 느껴지지 않으므로, 의식적으로 절제를 하지 않으면 과식하기 십상이다. 따라서 최선의 방법은 한 끼나 두 끼를 거르는 것이다.

지금은 음식에 관한 정보가 넘쳐나는 시대다. 사방에서 식욕을 자극하는 유혹의 손길이 다가온다. 그렇다고 매끼마다 좋아하거나 맛있는 음식만 먹는 것은 시간적으로나 경제적으로 무리일 것이다. 또한 이렇게 먹다보면 아무리 좋아하는 음식이라도 맛있게 느껴지지 않고 얼마 안 있어 인간 푸아그라(먹이를 강제로 먹여 살을 찌운 거위의 간)가 되고 만다.

따라서 세 끼 식사를 두 번이나 한 번으로 줄이고 식사 때는 먹고 싶은 것을 마음껏 먹는 편이 좋다. 저녁 한 끼만 먹는 경우는 물론, 점심은 가볍게 먹고 저녁은 마음껏 먹는 경우라도 하루에 섭취하는 열량은 세 끼를 다 먹었을 때보다 당연히 줄어든다.

저녁식사를 즐기기 위해 낮 동안 어느 정도 배를 비워두는 것은 그렇게 힘든 일이 아니다. 이렇게 하면 대사증후군이나 다른 병을 예방하고 건강도 유지할 수 있다. 뿐만 아니라 병을 가지고 있는 사람은 병을 고칠 수도 있다. 다음은 '아침 다이어트요법'으로 대사증후군을 극복한 사람의 이야기다.

# 40대 아저씨,
# 아침을 거르고 활력을 되찾다

무역회사에 근무하는 Z씨(남성, 45세). 대학시절에는 테니스부 선수로 활약하면서 신장 172cm, 체중 65kg의 근육질에 탄탄한 몸을 갖고 있었다. 직장생활을 시작한 후 대학 때처럼 운동을 할 수 없는 상황이 되었지만, 그때와 똑같은 식생활을 계속했다.

이로 인해 매년 체중이 꾸준하게 늘어나 42세 때 받은 건강검진에서 체중 83kg에, 고혈압, 고지혈증, 지방간, 고요산혈증(혈액 중에 요산이 축적되는 것), 당뇨병, 허혈성심질환(심근에 생긴 허혈로 말미암아 일어나는 심장병) 등의 진단을 받았다. 의사는 "살을 빼지 않으면 머지않아 심근경색이나 뇌경색, 또는 암에 걸릴 것"이라고 엄격한 주의를 주었다. 바로 대사증후군이다.

이에 Z씨는 체중을 줄이고자 주말에는 집 근처 스포츠센터에 다니면서 열심히 운동을 하고 사우나에 들어가 땀을 흘린 뒤 상쾌한 기분으로 귀가하는 생활을 하게 되었다. 그러나 체중은 조금도 줄어들지 않았다. 운동으로 오히려 식욕이 더 왕성해져 식사량도 주량도 늘어났기 때문이다. 결국 3개월을 노력했지만 아무것도 바뀌지 않았다. 어느 날부터 오전에 몸이 나른하고 의욕도 생기지 않는 등 우울 증세까지 나타나기 시작했다.

그러던 중 대학시절 친구에게 '아침 다이어트요법'으로 체중이 10kg이나 줄고 여러 가지 지병도 사라졌다는 이야기를 들었다. Z씨는 원래 아침에는 식욕이 없었다. 하지만 영양사인 아내가 "아침은 반드시 먹어야 한다"고 주장했기 때문에 마지못해 아침을 먹고 있었다. 친구에게 '아침 다이어트요법'을 전해 듣고 나서는 아침에 꿀을 넣은 생강홍차 2잔만 마시기로 했다.

Z씨는 배가 굉장히 고플 것이라고 생각했지만 예상 외로 공복감은 느껴지지 않았다. 오히려 오전 중에 소변 횟수가 잦아졌으며 소변과 대변의 양도 늘어났다. 그에 따라 기분도 상쾌해지고 업무 효율도 좋아졌으며, 점심시간에 식사도 더 맛있게 할 수 있었다. 회식 자리에서도 술이나 식사가 맛있어지고 숙취도 사라졌다.

아침을 거르는 생활을 시작한 뒤 체중은 첫 주에 1kg, 4주 동안 4kg, 3개월 동안 8kg이 감량되었고, 고혈압이나 고지혈증을 비롯한 모든 증상의 검사수치가 거의 정상으로 돌아왔다.

이 결과를 보고 주치의가 단기간에 어떻게 이렇게 체중을 감량하고 건강해졌느냐고 물어서 '아침을 거른 것뿐'이라고 대답했더니, 복잡한 표정을 지었다고 한다. 그도 그럴 것이 주치의는 항상 아침을 제대로 먹는 것이 중요한 건강 원칙이라고 말해왔기 때문이다.

Z씨처럼 '공복력'을 에너지로 삼는 '아침 다이어트요법' 정도라면 혼자서도 손쉽게 할 수 있을 것이다. 방법은 무엇보다 간단하지만 효과는 탁월함을 실감할 수 있을 것이다.

## 2장

# 혈액이 탁해지면 병에 걸린다

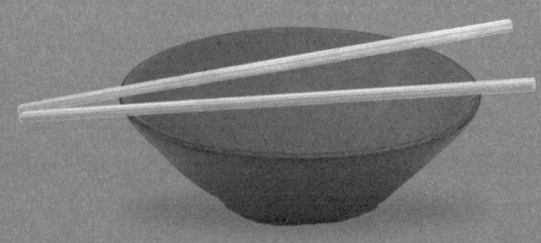

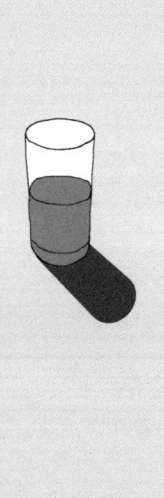

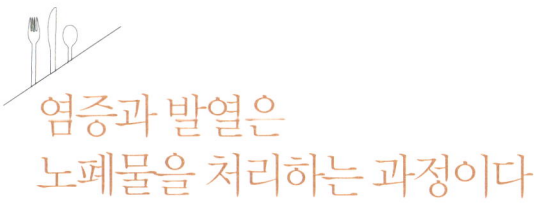

# 염증과 발열은
# 노폐물을 처리하는 과정이다

의사가 되어 대학원에서 연구생활을 시작한 후 나는 서양의학의 치료법에 의문을 갖게 되었다. 그리고 스위스의 B. 베너병원(자연요법과 식이요법을 중심으로 한 난치병 치료로 잘 알려진 병원)에서 반년 동안 자연요법을 배우고 모스크바에서 니콜라이에프 교수의 단식병동을 견학한 뒤 본격적으로 동양의학을 공부하기 시작했다.

그 결과 모든 질병은 동양의학이 주장하는 바와 같이 '혈액 오염'이 원인이라는 것을 확신하게 되었다. 그리고 내가 담당하는 환자들이 이러한 이론을 납득할 수 있도록 설명한 다음 생활습관을 바꾸도록 지도했다. 그 결과 불치의 병이라는 암이나 궤양성대장염 같은 각종 난치병까지 나을 수 있다는 확신을 얻었다. 이제 우리 병원은 입소문이 나면서 새로운 환자는 3년이나 기다려야 하는 정도가 되었다.

서양의학은 원인을 제거하는 것이 아니라 증상을 제거하는 데 초점이 맞춰져 있다. 예를 들어 서양의학에서는 병원균을 반드시 없애야 하는 대상으로 간주한다. 즉 폐렴, 방광염, 담낭염, 뇌막염 등의 염증성질환은 세균이 원인이므로 세균을 죽이기 위한 항생물질을 개발한다. 이 항생물질에 내성이 있는 세균이 출현하면 또다시 다른 항생물질을 연구하고 개발한다. 결국에는 어떤 항생물질도 듣지 않는 내성균(耐性菌, 항생물질이나 약물에 견디는 힘이 강한 세균)이 출현한다. 치료하기 힘든 폐렴이나 뇌막염 등을 일으키는 원내감염(院內感染, 병원 안에서 환자가 다른 병에 감염되는 일)이 문제가 되고 있는 이유는 이 때문이다.

염증성질환의 진짜 원인이 과연 세균일까? 원래 세균은 더러운 곳에만 존재한다. 깨끗한 시냇물이나 청록색 빛깔의 바다 속에는 세균이 거의 서식하지 않는다. 세균이 하는 일은 지구상에서 불필요한 물질이나 죽은 물질, 지나치게 많은 물질을 분해해서 흙으로 되돌리는 것이다. 편도선염, 폐렴, 기관지염, 감기처럼 체내에 세균이 침입해서 염증을 일으키는 것은 체내에 노폐물이 쌓여 더러워져 있기 때문이다. 따라서 염증의 진짜 원인은 세균이 아니라 '혈액 오염'이다.

내가 담당한 환자 중에 '아침 다이어트요법'으로 병을 **극복한** 여성이 있다. 그 후 그녀는 남편이 감기에 걸려 기침을 하고 콧물을 흘리고 두통과 발열로 괴로워할 때도 전혀 감기에 걸리지 않았다. 매일 같은 침실에서 자는데도 말이다. 남편은 아내가 왜 감기에 걸리지 않는지 너무나 신기해했다고 한다. 이처럼 혈액이 깨끗하고 몸속에 노폐물이 없으면 병원균이 침입하지 못한다.

염증(炎症)은 영어로 'inflammation'인데, flame에 '불꽃(炎)'이라는 의미가 있듯이 몸속의 노폐물을 연소시키고 있는 상태를 나타낸다. 염증이 생기면 열이 나는 것은 연소하고 있기 때문이다. 그리고 열이 나면 식욕이 떨어지는 이유는 혈액을 탁하게 하는 첫 번째 원인인 과식을 우리 몸이 막고 있기 때문이다.

병에 걸린 사람이 억지로 음식물을 먹으면 구토를 한다. 그것은 혈액을 더 이상 더럽히지 않도록 하기 위한 우리 몸의 자연스러운 반응이다. 따라서 식욕이 없을 때는 아무것도 먹지 말아야 한다. 그러나 서양의학에서는 식욕이 없는 환자에게 억지로라도 밥을 먹이려 하고 열이 나면 해열제를 처방한다. '혈액 오염'이라는 관념이 없기 때문이다. 그저 증상을 막는 데만 집중하기 때문에 환자는 감기약을 먹고 결과적으로 병을 오랫동안 질질 끌게 된다.

반면 동양 자연의학에서는 몸을 따뜻하게 하는 생약으로 만든 갈근탕 등의 한방약을 처방한다. 약을 먹고 약 30분이 지나면 체온이 올라가기 시작하고 체력이 있는 사람은 열이 40도가 넘으면서 땀을 대량으로 흘릴 때도 있다.

이때는 머리를 차게 하고 수분을 공급한다. 그리고 땀으로 젖은 잠옷을 계속 갈아입혀준다. 이렇게 하면 열은 보통 24시간 이내에 떨어지고 운동을 하고 난 후처럼 몸이 상쾌해진다.

만약 이 시점에서도 고열이 계속된다면 의사에게 진찰을 받아볼 필요가 있다. 이 경우는 단순한 감기나 독감(유행성감기)이 아닐 수도 있기 때문이다. 감기나 독감은 동양 자연의학에서는 '혈액 오염'과 '수독(水毒, 수분의 체내 신진대사가 원활히 이루어지지 않아 몸에 물이 차는 증상)'을 없애기 위한 우리 몸의 작용으로 보고 있다. 그러나 현대인은 마치 열에 대해 강한 공포심을 가지고 있는 것처럼 열이 나면 즉시 해열제를 찾는다.

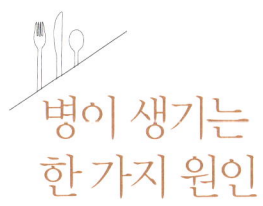
# 병이 생기는
# 한 가지 원인

동양의학에서는 2천 년 전부터 '모든 병은 근원이 하나로, 피가 깨끗하지 않아서 병이 생긴다'고 병을 정의한다. 눈부신 발달을 이룩한 현대 서양의학에서도 밝혀내지 못한 '모든 병의 원인'을 '한 가지'로 규명한 것이다. 반면 현대 서양의학은 이 대목을 비판하고 있다.

그러나 병에 걸렸을 때 우리 몸이 나타내는 여러 가지 노폐물 배설 현상을 보면 이 사상이야말로 진리라는 생각이 든다.

또한 동양 자연의학에서는 '병의 증상은 혈액 오염을 정화시키기 위한 몸의 반응'이라고 파악하고 있다. 인간의 몸은 혈액이 탁해지면 여러 가지 반응을 일으켜 혈액을 깨끗하게 하려고 한다. 따라서 병의 치료는 피를 정화하는 데 초점을 맞춘다.

하지만 서양의학에는 혈액 오염이라는 개념이 없다. 때문에 혈액의 정화작용으로 인한 발열, 염증, 구토, 암 등의 여러 가지 반응을 '병'이라고 보고 약으로 억제하거나 수술로 떼어내고 방사선으로 태워 증상을 없애는 것을 치료라고 생각한다. 병의 원인을 이해하지 못하기 때문에 생기는 당연한 결과라 할 수 있다. 이 때문에 매년 일본 국가예산의 3분의 1이 넘는 33조 엔이라는 막대한 의료비를 쏟아 부어도 병이나 환자가 좀처럼 줄어들지 않는다.

동양의학에서는 '음식이 피가 되고 피는 육신이 된다'고 생각한다. 음식물은 위장에서 소화·흡수된 뒤 단백질, 지방, 탄수화물, 비타민, 미네랄이라는 5대 영양소의 형태로 혈액 속에 흡수된다. 혈액에는 이 외에도 수분, 폐에서 흡수된 산소, 내분비기관에서 분비된 호르몬, 골수에서 만들어진 적혈구, 백혈구, 혈소판 등이 있다. 이처럼 여러 가지 성분을 포함한 혈액은 몸속 구석구석까지 운반되어 각 기관에 영양분, 물, 산소 등을 공급한다. 그리고 혈액은 각 기관의 대사노폐물을 받아 신장을 통해 오줌으로, 폐를 통해 날숨으로 배출한다.

따라서 혈액이 탁해지면 몸속의 각 기관에 문제가 생겨 '병'이 날 수밖에 없다.

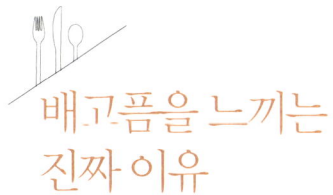

# 배고픔을 느끼는 진짜 이유

혈액이 탁해지는 가장 큰 원인은 과식과 과음이다. 과식을 하면 위장에 대량의 혈액이 집중되기 때문에 대장, 신장 등으로 가는 혈액이 부족해져 배설이 원활하게 안 된다. 그 결과 혈액 속에 노폐물이 쌓인다.

이때 특히 문제가 되는 것은 동물성단백질을 지나치게 섭취하는 것이다. 앞에서도 말했듯이 동물성단백질은 전체 식사량의 10퍼센트 정도로 충분하다.

그러나 현재 동양인의 식생활은 서구화되어 있어 쌀 등의 곡물은 적게 먹고 동물성단백질은 많이 섭취하고 있다. 육류, 달걀, 우유, 버터 같은 서양식은 식이섬유가 들어 있지 않기 때문에 변비를 유발하고 장 속에 부패균을 증식시킨다. 부패균 같은 나쁜 균은 장

속에 아민, 암모니아, 스카톨, 인돌 등의 맹독물질을 만들어낸다. 이러한 물질이 혈액에 흡수되므로 혈액이 탁해질 수밖에 없다. 또한 동물성단백질을 지나치게 섭취하면 혈액 속에 요산(단백질을 소화·분해하여 배설하는 질소의 주요 형태)이 증가해 통풍(痛風, 주로 다리나 발가락, 발목 관절에 요산이 축적되어 염증성 관절염을 일으키는 질환. 극심한 통증을 수반한다), 동맥경화, 신부전의 원인이 된다.

뿐만 아니라 우리 몸에 흡수된 동물성단백질은 간에서 단백질 분해효소에 의해 아미노산이 되고 이 과정에서 생성되는 유독성 산성 노폐물은 혈액으로 배출된다. 이로 인해 혈액은 산성으로 기울게 되므로 이를 중화시키기 위해 뼈나 이에서 칼슘이나 마그네슘 등의 미네랄이 빠져나간다. 그 결과 몸속의 미네랄이 부족해진다.

이러한 상태가 되면 우리 몸은 신호를 보낸다. 이 신호가 바로 공복감이다. 그러면 무엇인가를 먹게 되는데, 이때 대부분은 비타민이나 미네랄처럼 몸에 필요한 성분만 먹는 것이 아니라 이미 몸속에 차고 넘치는 성분까지 섭취하게 되므로 여기서 악순환이 시작된다.

육류, 달걀, 햄 등의 고단백질 식품을 먹으면 먹을수록 미네랄이 부족해지고 공복감이 강해지는 악순환에 빠지는 것이다. 따라서 원인이 되는 비타민과 미네랄 부족을 해결하지 않는 한 '만성적인 허기'에 계속 시달려 계속 먹고 계속 살이 찌게 된다.

인간의 몸에 필요한 영양소가 골고루 갖추어진 식사를 하면 우리 몸은 자연스럽게 살이 빠진다. 그러나 무리한 다이어트를 하면, 일시적으로 살이 빠져도 만성적인 '공복감'을 견디지 못하고 결국은 요요현상이 나타나 살이 빠지기는커녕 오히려 전보다 찌는 경우가 많다. 무리한 다이어트를 하지 않아도 고단백질 식품만 줄이면 먹는 양이 줄어도 공복감은 그다지 강하게 느끼지 않는다. 내가 담당한 환자 중에도 고단백질 식품을 줄였더니 간식도 먹지 않게 되었다는 사람이 있었다.

치아 형태로 본다면 원래 인간은 초식동물이라고 생각할 수 있다. 따라서 식물성단백질만 충분히 섭취하면 동물성식품은 전혀 먹지 않아도 건강을 유지할 수 있다. 동물성식품을 아주 좋아하는 사람이라도 하루에 100g 정도면 충분할 것이다. 나는 환자들에게 식사 지도를 할 때 소고기나 돼지고기, 닭고기를 금지하지는 않지만, 되도록 동물성단백질은 어패류로 섭취할 것을 권하고 있다.

조리 과정에서 녹아 나오는 어류의 지방분(EPA, DHA 등의 불포화지방산)은 인간의 체온보다 낮은 실온에서도 식물성기름처럼 액체 상태다. 그러나 동물의 지방(포화지방산)은 인간의 체온에서는 녹지 않고 흰 덩어리가 된다. 인간에게는 동물성지방을 완전히 소화시키는 능력이 부족하기 때문에 장 안에 장시간 있으면서 부패해 여러 가지 독소를 발생시킨다. 육류를 많이 먹는 사람의 대변이나 방귀 냄새가 구역질이 날 정도로 심하거나 입냄새나 체취가 지독한 것은 이 때문이다.

조금 더 자세하게 설명하면, 지방을 구성하는 지방산에는 포화지방산과 불포화지방산이 있다. 포화지방산은 육류의 지방이나 버터 같은 동물성지방에 많이 함유되어 있고 상온에서는 굳어 있다. 또한 포화지방산을 과다섭취하면 간에서 콜레스테롤 합성이 촉진되어 혈중 콜레스테롤 수치가 높아진다.

반면에 불포화지방산은 정어리나 고등어 같은 등푸른생선이나 올리브유, 샐러드유 같은 식물성지방에 많이 함유되어 있고, 상온에서 액체 또는 부드러운 상태다. 불포화지방산은 담즙으로 콜레스테롤 배출을 촉진시켜 혈중 콜레스테롤을 낮추는 역할을 한다. 이 때문에 콜레스테롤 수치가 높은 사람은 육류보다 생선이 좋다고 하는 것이다.

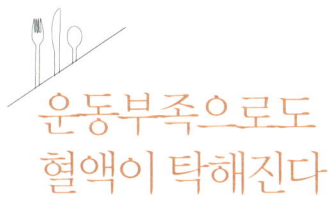

# 운동부족으로도 혈액이 탁해진다

혈액이 탁해지는 또 한 가지 원인은 운동부족이다. 인간의 몸은 약 40퍼센트가 근육으로 되어 있다. 그런데 운동으로 근육을 사용하지 않으면 체온이 내려가 지방이 연소되지 않는다. 이렇게 되면 당연히 혈액순환도 나빠진다. 혈액이 우리 몸을 한 바퀴 도는 데 걸리는 시간은 약 45초인데, 이 시간이 60초가 되면 혈액 속에 노폐물이 쌓여 병에 쉽게 걸리게 된다. 따라서 동양의학에서는 근육의 쇠퇴를 모든 병의 원인 중 하나로 간주하고 중요시한다.

휴식을 취하고 있더라도 체온의 4분의 1은 근육에서 만들어진다. 운동을 하면 근육에 의해 열이 더 많이 발생해 체온의 절반에 다다른다. 체온이 올라가면 신진대사가 촉진되어 백혈구 활동도 활발해진다.

운동을 하고 나면 몸이 가볍게 느껴지고 기분까지 상쾌해지는 것은 체온이 상승한 결과 체내의 노폐물이나 혈액 속의 과잉 영양소가 연소되어 호흡이나 땀, 오줌으로 많이 배출되기 때문이다. 운동은 몸속을 대청소해준다. 이 때문에 적절한 운동이 중요하다.

반대로 운동을 하지 않으면 근육에서 발생하는 열량이 줄어들고 체온도 떨어지며 혈액 속의 노폐물도 충분히 연소되지 않는다. 또한 지방, 콜레스테롤, 당분 등의 영양소를 이용해서 연소하는 것도 힘들어져 영양소가 남아돌게 되므로 혈액은 점성이 증가해 탁해진다.

혈액이 탁해져 몸속에 노폐물이 쌓이게 되면 이곳저곳에서 장애가 나타나기 시작하고 기분까지 침울해지기 쉽다. 이렇게 되면 밖으로 나가 걷거나 운동하고 싶은 마음도 더욱 사라지므로, 노폐물은 계속 더 쌓이고 혈액도 점점 더 탁해지는 악순환에 빠진다. 이것이 각종 만성병의 시작이다.

게다가 사용하지 않는 근육은 쇠퇴하게 되어 있다. 근육의 약 70퍼센트는 하반신에 모여 있는데, 현대인은 편리한 현대문명 덕택에 걸어 다닐 일이 점점 줄고 있다. 따라서 엉덩이나 넓적다리 등의 하반신 근육이 약해지기 쉽다. 그러면 대사가 원활히 되지 않아 체온이 떨어지고 영양과다로 살이 찌면서 걷는 것이 귀찮아진다. 이렇게 되면 근육은 더욱 감소하고 살은 점점 더 찌게 된다. 날씬한 사람이라도 운동 능력이 떨어져 결국에는 지팡이에 의지해 걸을 수밖에 없게 된다.

현대인은 책상 앞에 앉아 보내는 시간이 많으므로 아무래도 운동부족이 되기 쉽다. 게다가 과식으로 몸이 무거워질수록 몸을 움직이는 것이 귀찮아져 운동을 하지 않게 되고, 결국 근육도 점점 약해져 혈액은 더 탁해진다.

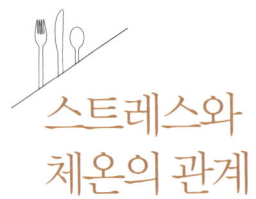
# 스트레스와
# 체온의 관계

혈액을 탁하게 하는 세 번째 원인은 스트레스다. 스트레스를 받으면 부신(좌우의 콩팥 위에 있는 내분비샘)에서 아드레날린이나 코르티솔 등의 호르몬이 분비되어 몸을 정상 상태로 유지하려고 한다. 그런데 이것이 장기간 계속되면 혈압이 상승하고 혈관이 좁아져 혈액의 흐름이 나빠지고 백혈구 속의 림프구가 녹아 면역력이 떨어진다.

조금 더 자세하게 설명하면, 우리가 스트레스를 느끼면 뇌 속의 시상하부라는 곳에서 방출호르몬이 나와, 부신피질자극호르몬을 분비하도록 뇌하수체를 자극한다. 이 부신피질자극호르몬이 부신피질을 자극하면 코르티솔이 분비되는데, 코르티솔은 포도당을 만들어내는 등 여러 가지 작용을 하는 호르몬이지만 많이 분비되면 혈압이 상승한다. 또한 코르티솔은 암세포 등을 공격하는 NK세포의 활동을 저하시킨다.

또한 스트레스를 받으면 뇌하수체를 통해 부신수질이 자극되어 아드레날린도 분비된다. 아드레날린이 분비되면 혈압이 올라가고 땀이 난다. 이 때문에 스트레스 상태에서는 혈액 속에 콜레스테롤, 중성지방, 당분, 적혈구, 혈소판 등이 증가하고, 혈액의 점성이 높기 때문에 쉽게 응고되어 혈액의 흐름이 나빠지고 그로 인해 체온이 떨어지면서 신진대사가 저하된다. 그 결과 몸속에 노폐물이 쌓여 혈액은 점점 탁해진다.

우리 몸의 스트레스 반응은 원래 위험하거나 싫어하는 것에 부딪혔을 때 그에 대항해 싸우거나 피하고자 하는 자연스러운 반응이다. 예를 들어 수렵시대에는 맹수와 같은 외적에 맞닥뜨렸을 때 힘을 발휘할 수 있도록 스트레스를 받고 단숨에 혈압을 상승시키는 것이 자연스러운 반응이었다. 게다가 스트레스를 받으면 혈액이 쉽게 응고된다는 것은 맹수에 물렸을 때 피가 쉽게 멈춘다는 장점도 있다.

그러나 스트레스가 심하거나 길게 계속되면 앞에서도 이야기했듯이 몸 상태가 나빠지고 병에도 쉽게 걸린다.

현대인의 스트레스 원인은 업무나 인간관계 등일 것이다. 수렵시대처럼 신체적인 위험을 느끼는 일시적인 스트레스가 아니라 길게 지속되는 스트레스인 것이다. 따라서 그만큼 더 혈액이 탁해지고 몸에 상처를 주게 된다.

　또한 스트레스를 계속 받으면 우울해진다. 운동을 하거나 즐겁고 행복할 때는 체온도 높아지지만, 슬픔이나 불안 등의 스트레스를 계속 받으면 우울해지거나 분노와 증오 같은 마이너스 감정에 사로잡힌다. 그러면 몸이 경직되고 체온도 낮아진다. 실제로도 우울증이 있는 사람은 저체온이다. 체온이 낮으면 혈액은 더욱 탁해진다. 활동을 잘 안 해 근육이 줄어들면 기초대사가 떨어져 살이 더 쉽게 찐다. 게다가 스트레스가 심하면 먹는 것으로 스트레스를 해소하기 십상이다. 이것이 스트레스성 비만이다. 그 결과 공복을 견디는 공복력도 약해진다. 끝도 없는 악순환인 셈이다.

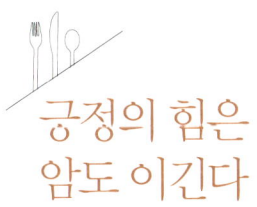

# 긍정의 힘은
# 암도 이긴다

아타미라는 곳에 현재 107세인 시오야 노부오 선생이 살고 있다. 이 분은 도쿄대학교 의학부를 졸업하고 병원을 개업해서 1986년 문을 닫을 때(84세)까지 55년 동안 의료업에 종사했다.

시오야 선생은 책도 여러 권 집필했는데, 그 중에 《100세이기 때문에 더 전하고 싶은 말》이라는 책이 있다. 이 책의 결론은 "언제나 밝고 긍정적일 것, 불평하지 말 것, 감사하는 마음을 가지고 '이렇게 된다'고 생각하면 반드시 그렇게 된다"는 것이다. 실제로 시오야 선생은 '100세까지 살아 보이겠다'고 생각했고, 그 나이를 넘어선 지금도 여전히 건강하게 살고 있다.

시오야 선생의 말처럼 항상 감사하는 마음을 가져 의사도 포기한 말기암을 극복한 사람도 있다. 암은 하루아침에 발병하는 것이 아니다. 정상세포가 변형되기 시작해서 이형세포가 되고 이것이 서서히 암세포로 전환된다. 하지만 건강한 사람이라면 면역력으로 암세포를 물리치고 세포를 원상 복구할 수 있다. 암을 생활습관병의 일종이라고 보는 견해도 있듯이, 암이 되는 데는 그 배경에 여러 가지 생활상의 문제가 존재한다. 그 핵심 요인이 바로 스트레스다. 스트레스를 받으면 NH세포 등 백혈구의 면역력이 떨어지기 때문이다.

따라서 스트레스를 쌓아만 두지 말고 잘 흘려보내는 것이 중요하다. 이를 위해서는 시오야 선생의 말처럼 항상 감사하는 마음을 가지고 긍정적으로 밝게 살아가는 것이 가장 좋다. 이러한 마음가짐이 우리 몸에 큰 영향을 미친다.

영국의 킹스칼리지 병원에서 이런 조사를 실시했다. 69명의 유방암 환자에게 '지금 어떤 생각을 하고 있나?'라고 물었더니, 절반이 '이젠 틀렸다'고 대답하고 나머지 절반은 '반드시 나을 것이다'라고 대답했다. 이때의 대답을 기초로 5년 후에 조사를 실시했다.

'반드시 나을 것이다'라고 대답한 사람들은 그 동안 명상이나 당근사과주스 같은 식사요법 등 몸에 좋다고 생각되는 것을 여러 가지 시도하고 있었다. 그러나 '이젠 틀렸다'고 대답한 사람들은 그러한 시도를 자발적으로는 전혀 하지 않았다.

5년 후 이젠 틀렸다고 생각한 사람들 중 80퍼센트가 사망하고 20퍼센트만이 생존해 있었으나, 반드시 나을 것이라고 생각하고 여러 가지를 시도해본 사람들은 90퍼센트가 생존해 있었다. 마음을 어떻게 먹느냐로 얼마나 큰 차이가 생기는지 이 사실만 봐도 잘 알 수 있을 것이다. '나이를 먹어서'라든가 '암에 걸렸으니 이젠 다 틀렸다'는 비관적인 생각은 버리고 '공복력을 활용해서 날씬해지자' '언제나 건강하게 살자'고 긍정적으로 생각하면 우리 몸은 그런 방향으로 나아간다.

# 몸이 차가우면
## 여러 가지 병이 생긴다

혈액을 탁하게 하는 네 번째 원인은 냉증이다. 서양의학에는 '냉증'이나 '냉병'이라는 개념은 존재하지 않는다. 그러나 동양의학에서는 약 2천 년 전 후한시대에 《상한론(傷寒論)》('추위 때문에 생긴 병을 논한다'는 뜻)이라는 책이 쓰였듯이, 옛날부터 '냉증은 만병의 원인'이라고 생각했다.

이 책에 가장 먼저 등장하는 것이 계지탕(桂枝湯)으로, 계지(桂枝, 계수나무의 잔가지), 작약, 대추, 생강, 감초 등으로 만든 감기약이다. 여기에 마황, 칡 등을 첨가한 것이 갈근탕(葛根湯)으로, 계지탕보다 땀을 내게 하는 발한작용을 더욱 강화시킨 것이다. 갈근탕을 마시면 땀이 많이 나는데 땀이 나오기 시작할 때는 체온이 1도 정도 높아진다. 이것이 몸에 좋은 것이다.

몸이 차가워지면 혈액순환이 제대로 되지 않고 세포의 대사기능이 떨어져 노폐물이나 과잉 물질이 제대로 연소되지 않는다. 따라서 혈액이 탁해져 모든 병의 근원이 된다.

또한 몸이 차가워지면 백혈구의 기능도 떨어져 면역력이 저하되므로 여러 가지 병을 일으킬 수 있다. 체온이 1도 떨어지면 대사가 약 12퍼센트 감소하고 면역력이 30퍼센트나 떨어진다. 반대로 체온이 올라가면 그만큼 면역력도 높아진다. 즉 '냉증'은 생명과 건강에 아주 치명적인 악영향을 미친다.

사망률이 높아지는 시간대도 체온이 가장 낮은 때이다. 하루 중 체온이 가장 낮아지는 때는 오전 3시에서 5시 사이인데, 이 시간대에 천식이나 변이형협심증(관상동맥의 경련성 수축에 의해 혈액 공급이 차단되어 일어나는 협심증) 발작이 일어나기 쉽고 궤양성대장염의 복통도 격심해지기 쉽다.

한방 갈근탕은 감기뿐만 아니라 설사, 발진, 우울증에도 효과를 보이기도 하는데, 갈근탕으로 체온이 올라가 면역력이 왕성해지기 때문이다. 일본의 유명한 만담 중에 어떤 환자가 찾아와도 무조건 갈근탕을 처방해서 어물쩍 속여 넘기는 돌팔이 의사 이야기가 있다. 어쩌면 이 '갈근탕 의사'는 병의 본질을 파악하고 있었는지도 모른다.

덧붙여 요즘 자주 언급되는 담배의 해로움에 대해서도 잠깐 언급하고 넘어가자. 담배 속의 니코틴은 분명 암과 인과관계가 있다.

하지만 그 이전에 혈관을 수축해서 혈액의 흐름을 나쁘게 하고 몸을 차게 하기 때문에 몸에 나쁜 것이다. 그리고 담배 연기에는 일산화탄소가 포함되어 있는데, 일산화탄소는 산소보다 혈액 속 헤모글로빈과의 결합력이 강하므로 혈액 속의 산소량을 감소시킨다.

흡연으로 모세혈관이 만성적인 긴장상태에 있으면 우리 몸 구석구석까지 혈액이 공급되기 어렵다. 여기에다 산소가 충분하지 않은 혈액만 돌아다니면 우리 몸의 각 세포가 만성적으로 영양부족과 대사불량 상태에 빠져 몸이 쉽게 차가워진다. 애연가 중에 손발이 차가운 사람이 많은 것은 이 때문이다.

이번에는 먹는 것과 체온의 관계에 대해 알아보자. '단식 중에는 체온이 내려간다'고 주장하는 단식요법 책도 있지만, 내가 운영하고 있는 단식요양소에서 단식을 한 수백 명의 데이터를 보면 일주일간의 단식으로 체온이 평균 0.3~0.5도 올라갔다. 음식물을 먹고 위장에서 소화·흡수된 에너지원을 세포에서 이용해 열을 발생시키는 것보다, 몸속이나 혈액 속에 남아 있는 노폐물이나 과잉물질을 이용해서 연소시키는 것이 발열 효과가 높다고 생각할 수 있다. 따라서 공복력은 체온을 높이는 데도 효과적이라고 할 수 있다.

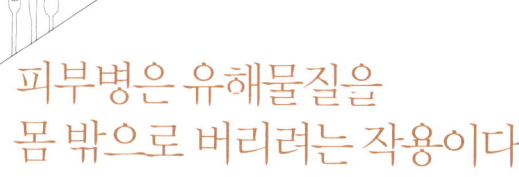

# 피부병은 유해물질을
# 몸 밖으로 버리려는 작용이다

혈액을 탁하게 하는 또 한 가지 원인이 있다. 환경오염물질과 식품첨가물, 화학조미료, 약품 등이다. 이런 물질은 호흡이나 식사를 통해 우리 몸에 들어오게 된다.

명백한 유독물질이 체내에 들어왔을 때 우리 몸은 위액이나 장액, 췌장액을 대량으로 분비해서 유독물질을 희석시키고 구토나 설사를 통해 몸 밖으로 배출함으로써 유독물질이 체내에 흡수되는 것을 막으려고 한다. 따라서 이러한 증상을 무턱대고 약으로 진정시키는 것은 좋지 않다.

배설작용이 심할 때는 탈수증상을 일으키지 않도록 수분을 충분히 보충해야 한다. 그러나 서양의학에서는 약으로 구토나 설사를 진정시킨다. 유독물질의 배설을 약으로 막아버리는 것이다. 그러면 유해물질이 몸속에 그대로 남아 있게 되어 우리 몸은 다음 수단을 취하게 된다. 바로 몸속의 독소를 연소하는 것이다. 폐렴, 기관지염, 방광염 등의 염증은 이런 과정에서 생긴다.

하지만 그다지 강력하지 않은 유독물질이나 유해물질, 예를 들어 채소나 과일에 묻어 있는 잔류 농약, 화학조미료, 약, 과식이나 동물성식품 과다섭취로 장내에서 생성된 유독물질 등은 위장의 감시를 피해 교묘히 빠져나와 혈액 속으로 들어오는 경우도 있다.

이때는 혈액 속의 백혈구가 즉시 반응해서 유독물질을 탐지해 알레르기 반응을 일으킴으로써 피부를 통해 유해물질을 밖으로 내보내려고 한다. 비만세포에서 히스타민을 분비시켜 혈관의 투과성을 높여 피부를 통해 유독물질을 몸 밖으로 버리려는 것이다. 이것이 습진이나 두드러기 같은 발진이다. 발진은 몸속의 독소나 노폐물을 배설하는 반응이다.

의과대학생 시절 피부과 강의를 하시던 노 교수님이 "자네들, 피부병의 '3가지 부정'에 대해 알고 있나?"라고 질문하신 적이 있다. 다들 무슨 말인지 몰라 멍하니 앉아 있었다. 교수님은 3가지 부정이란 '알지 못한다, 낫지 않는다, 죽지 않는다'는 의미라고 말씀하시며 싱긋 웃으셨다. 아마도 피부병의 원인이 '알기 어렵고' 따라서 '낫기 힘들며', 그렇다고 '죽는 일은 없다'는 것을 조금은 비꼬듯이 표현한 것이리라.

서양의학에는 '혈액 오염'이라는 관념이 없고 피부병을 피부에 발생한 병이라고 생각하기 때문에 '3가지 부정'이 되는 것이다. 따라서 피부병을 스테로이드제나 항히스타민제로 치료해도 노폐물 배설 반응을 억제할 뿐 근본적인 치료는 되지 않는다. 약을 쓰지 않으면 재발하는 경우가 많고 약의 부작용으로 다른 병이 발생하기 쉽다.

그러나 동양의학에서 피부병은 피부를 통해 몸속의 독소를 몸 밖으로 배설하는 상태로 본다. 따라서 억제하지 않고 독소를 내보내야만 한다고 생각한다. 갈근탕으로 피부병이 개선되기도 하는 것은 발한작용이 촉진되어 독소가 빠져나오기 때문이다.

이러한 관점에서 보면 피부병을 근본적으로 고치기 위해서는 혈액을 정화하는 것 외에는 다른 방법이 없다는 것을 알 수 있다.

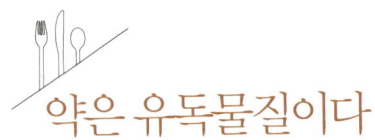

# 약은 유독물질이다

앞에서 이야기한 바와 같이 약은 혈액을 오염시키는 독이다. 약 설명서에는 반드시 LD50이라는 것이 기재되어 있다. LD란 Lethal Dose, 즉 치사량이다. LD50이란 실험쥐 100마리를 대상으로 특정 약을 투여했을 때 50마리(50퍼센트)가 죽는 양이다.

이것을 인간의 체중으로 환산하면 인간의 치사량도 알 수 있다. 감기약이든 진통제든 일정량 이상을 복용하면 반드시 LD50에 이르게 된다. 몇 년 전에 감기약을 탄 술을 먹고 여러 명이 사망한 사건이 있었는데, 감기약이라도 일정량을 넘게 되면 사람을 죽일 수 있는 흉기로 변한다.

내가 근무하는 클리닉을 찾아온 환자 중에 4종류의 '천식' 약을 계속 복용하다가 '당뇨병'을 얻어 당뇨병 약을 3종류 복용하고, 그 외에도 여러 증상이 수반되어 매일 10종류나 되는 약을 복용해온 사람이 있었다. 이 정도면 간이나 신장에 장애가 나타나지 않는 것이 이상하다. 어떤 약이라도, 독성이 아무리 약한 약이라 할지라도 독성을 가지고 있다. 매일 '독'을 먹으면 그 결과가 어떻게 될지는 굳이 자세하게 설명할 필요도 없을 것이다.

하지만 그렇다고 지금 복용하고 있는 약을 갑자기 끊는 것은 위험하다. 올바른 건강법을 실천하고 체질을 개선하면서 서서히 약을 줄여나가야 한다. 체질 개선으로 건강이 회복되면 약을 먹는 것이 번거롭게 느껴지거나 약 먹는 것을 깜박 잊어버리게 된다. 완전하게 건강한 몸이 바로 한걸음 앞으로 다가왔다는 증거다.

덧붙여 일본의 2002년 의약품 소비액은 국가예산의 5퍼센트가 넘는 6조 4893억 엔에 달한다. 약을 상용하고 있는 사람이 얼마나 많은지를 나타내는 수치라 하겠다.

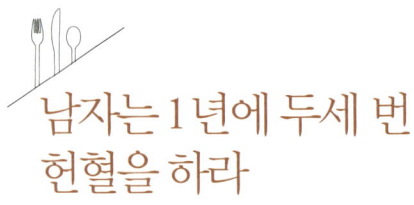

# 남자는 1년에 두세 번
# 헌혈을 하라

옛날 일본의 도호쿠지방 농가에서는 격심한 중노동으로 피로가 극에 달하는 시기에 거머리로 피를 빨게 하는 민간요법이 있었다. 이것은 피로로 탁해진 피를 '사혈(병을 치료할 목적으로 혈액을 몸 밖으로 뽑아내는 것)'로 맑게 한다는 경험적인 방법이다.

너무나 원시적인 방법이라고 생각할지도 모르겠지만, 이것은 유럽에서도 옛날부터 시행되어 온 요법이다. 동서양을 막론하고 '사혈요법'이라는 치료법이 존재했다.

일본에 기독교를 전파한 프란시스코 자비엘은 1541년 4월 포르투갈의 리스본을 출항해 이듬해 5월에 인도의 서쪽 해안에 있는 고아에 도착했다. 13달이나 계속된 항해로 선원 40명이 사망했고 자비엘도 병에 걸려 아홉 번이나 죽을 고비를 넘겼다고 한다. 그때 동행한 의사가 사용한 치료 방법이 사혈이었고, 그 덕분에 자비엘이 목숨을 구했다는 기록이 남아 있다.

2001년에 독일 뮌헨의 한 시민병원을 견학한 적이 있다. 이 병원에는 '자연요법과'가 있는데, 그곳에서는 암이나 류머티즘 환자에게 거머리를 이용한 사혈요법을 시행하고 있었다.

또한 어깨 같은 곳에 결림이 심할 때 환부를 침으로 찔러 피를 뽑아내는 요법도 있다. 끈적끈적하고 검은 피가 나오고 나면 결림이나 통증이 거짓말처럼 사라지는 경우가 많다. 하지만 아픈 곳이 없는 사람은 침으로 찔러도 피가 나오지 않는다. '오염된 피'는 몸 밖으로 배출되기 쉬운 것이다.

뒤에서 자세히 설명하겠지만, 동양의학 관점에서 말하면 암은 오염된 혈액이 뭉친 것이다. 우리 몸은 뭉친 혈액을 정화하는 장치도 동시에 가지고 있다. 폐암의 각혈, 위암의 토혈, 대장암의 혈변, 신장암의 혈뇨, 자궁암의 부정출혈(정상범위를 벗어난 불규칙적인 출혈)과 같이 암의 특징적인 증상은 출혈이다. 암의 출혈 현상은 오염된 피를 배출해서 조금이라도 생명을 연장하려는 반응이라고 생각할 수 있다.

이러한 의미에서 보면 궤양에서 출혈이 일어나는 것도 피를 깨끗하게 해서 낫게 하려는, 몸을 지키려는 정상적인 반응이다.

나쁜 피를 몸 밖으로 내보내는 것이 몸에 좋다는 것은 여성이 남성보다 오래 사는 것으로도 짐작할 수 있다. 일본인의 평균수명은 남성이 약 79세, 여성은 약 86세다(한국은 남성이 75.7세, 여성이 82.4세다). 이 7살 차이의 비밀은 바로 여성의 '생리'에 있다.

   여성은 평균적으로 35~40년간 생리를 한다. 1년에 약 13회, 1회의 생리일 수가 약 6일이라고 치면, 6일×13회×35년=2730일이므로 약 7.48년이다. 이 수치는 남성과 여성의 평균수명 차이와 거의 비슷하다. 즉 생리일 수만큼 여성이 남성보다 오래 산다. 여성의 생리는 자연스러운 '사혈'이라고 할 수 있다. 이에 나는 남성에게는 1년에 2, 3회 헌혈을 권하고 있다.

# 혈액이 탁해져서
# 생기는 여러 가지 질병

인간을 고통스럽게 하는 여러 가지 증상은 혈액을 깨끗하게 하려는 몸의 반응이다. 그런데 서양의학에서는 여기에 수천수만 개의 병명을 붙여 각각의 병에 기를 쓰고 대응하려고 한다.

그러면 여기서는 혈액이 깨끗하지 못해 병이 발생하는 메커니즘을 몇 가지 병을 예로 설명해보겠다.

### 통풍

몸속에 노폐물이나 필요 이상의 영양분이 쌓이거나 유독물질이 침입하면 젊을 때는 설사나 구토, 발진, 염증 등 격렬한 배설반응이나 연소반응으로 신속하게 처리한다. 그러나 나이가 들었거나 체력이 떨어져 있는 사람은 노폐물이 혈액이나 세포 속에 남아 축적된다. 배설을 약물로 억제하는 경우도 마찬가지로 노폐물이 몸속에 축적된다.

육식을 지나치게 하고 맥주를 날마다 많이 마시다 보면, 혈액 속에 요산의 양이 많아져 혈액의 흐름이 나빠지고 신장도 제 기능을 못하게 된다. 따라서 혈액의 흐름을 원활하게 하기 위해 요산이 엄지발가락에 축적되는데(주로 엄지발가락 관절에 축적되는데, 팔꿈치, 무릎, 손가락 관절 등에 축적되기도 한다), 이것이 통풍이다.

### 당뇨병

서양의학에서는 췌장의 랑게르한스섬 $\beta$(베타)세포에서 분비되는 인슐린이 부족해서 당뇨병이 생긴다고 설명한다. 물론 맞는 말이지만, 많은 환자들을 진찰하면서 깨달은 것이 한 가지 있다. 당뇨병에 걸린 사람은 예외 없이 상반신에 비해 하반신이 가늘다는 사실이다. 몸을 잘 안 움직이기 때문에 하반신 근육이 쇠약해져 있는 것이다.

앞에서도 이야기했듯이 체온의 40퍼센트 이상은 근육이 당분을 연소해서 만들어낸다. 근육의 70퍼센트 이상은 하반신에 집중되어 있다. 따라서 엉덩이나 넓적다리의 근육이 감소하면 그만큼 당분의 소비량도 줄어들기 때문에 당뇨병이 되기 쉽다.

평소에 운동이나 육체노동을 하지 않는 사람이 과식이나 과음을 계속하면 혈액 속의 과잉영양소가 소비되지 않고 그대로 남게 된다. 따라서 당뇨병을 예방하고 치료하려면 혈액의 정화를 위해 육류 중심의 고영양식은 피하고 철저하게 소식을 하고, 규칙적인 운동으로 당분을 연소시키며 하반신 근육을 단련해야 한다.

### 고지혈증

과식에 의한 영양과다. 특히 동물성식품 과잉섭취와 운동부족이 겹치면 혈중 콜레스테롤과 중성지방이 필요 이상 많아져 고지혈증이 된다.

### 동맥경화

고지혈증이 되면 혈액의 점성이 높아져 혈액 순환이 제대로 되지 않는다. 따라서 혈액의 점성을 낮춰 혈행을 원활하게 하기 위해 우리 몸은 필요 이상의 지방이나 콜레스테롤을 혈관 내벽에 침착시킨다. 이것이 동맥경화다.

### 고혈압

동맥경화로 혈관 내벽이 좁아지면 혈액의 흐름이 나빠진다. 이 때문에 더 많은 혈액을 보내기 위해 심장은 더욱 힘을 줘서 펌프질을 한다. 이것이 바로 고혈압이다.

서양의학에서는 고혈압 대책으로 염분 섭취를 제한한다. 염분이 혈압을 높이는 이유는 필요 이상으로 섭취한 염분이 혈액으로 들어가면 주변의 세포에서 수분을 잔뜩 흡수해 혈액 양이 늘어나고, 이에 따라 순환하는 혈액량도 늘어나므로 심장은 더 열심히 혈액을 내보내려고 하기 때문이다.

　물론 염분을 제한하는 것은 동물성식품을 많이 섭취하는 사람에게는 적합한 방법이다. 그러나 내가 지도하고 있는 식사법, 즉 곡물 60퍼센트, 채소·과일 30퍼센트, 동물성식품 10퍼센트의 비율로 먹는 식사법에는 적합하지 않다.

　이 식사법에서는 곡물과 채소, 과일 등 식물성식품이 90퍼센트를 차지한다. 그러면 칼슘을 중화하기 위해 상당한 양의 염분이 필요해지므로, 염분이 혈액 속에 많이 남지 않아 고혈압을 일으킬 일이 없다. 초식동물은 소금을 주면 좋아서 마구 핥지만 육식동물은 눈길도 주지 않는다는 것으로도 이 사실을 이해할 수 있다. 단, 염분을 섭취할 때는 '정제염'은 절대 피하고 미네랄이 많이 함유되어 있는 '천연소금'으로 한정한다.

　동양의학에서는 하반신 근육이 약해지는 것도 고혈압의 한 가지 원인이라고 보고 있다. 적절한 운동이나 육체노동을 하면 몸속의 영양소와 노폐물이 연소되고 피가 정화된다. 이것으로 모든 병의 원인을 없앨 수 있다.

　근육은 단련하면 커지고 그에 따라 모세혈관도 늘어난다. 따라서 하반신 근육이 발달하면 하반신의 혈행도 좋아진다. 또한 근육을 움직이면 혈행이 촉진되어 심장의 부담도 줄어든다.

　하지만 하반신 근육이 쇠퇴하면 혈액이 상반신으로 올라간다. 머리에 피가 몰리는 '머리는 따뜻하고 발은 찬' 상태가 되고 상반신에 혈액이 지나치게 많아지기 때문에, 뇌경색이나 심근경색 등 '혈전'을 만드는 병을 일으키기 쉽다. 또한 근육이 감소하면 심장의 부담도 커진다. 특히 하반신 근육이 감소하면 활동량도 줄어들어 체온이 낮아지기 때문에 여러 가지 병이 생기기 쉽다. 건강의 기본은 머리는 차게 두고 발은 따뜻하게 하는 두한족열(頭寒足熱)이므로, 하반신을 단련해서 근육량을 늘리는 것이 중요하다.

### 협심증

심장근육(심근)에 영양분을 공급하고 있는 혈관이 동맥경화로 좁아져 영양분과 산소가 충분히 공급되지 않을 때 가슴통증이 생긴다. 이것이 협심증이다.

### 혈전

혈관도 어느 정도 좁아지면 그 이상은 좁아질 수 없으므로, 그 다음 단계로 우리 몸의 노폐물을 한 곳에 모아 혈행을 좋게 하려고 한다. 점성이 높아져 제대로 흘러가지 못하는 혈액을 원활히 흐르는 혈액으로 만들기 위해 노폐물 등의 성분을 한 덩어리로 응고시키는데 이것이 혈전이다.

### 심근경색

관상동맥(심장 벽을 위에서 아래로 둘러싸고 있는 좌우 두 줄기의 동맥)이 혈전에 의해 완전히 막혀 심근으로 가는 혈류가 극도로 감소하면 심근 활동에 필요한 영양분과 산소가 차단되어 심근에 괴사가 진행된다. 이로 인해 격렬한 가슴통증이 일어나고 심할 경우 심장이 정지하는데 이것이 심근경색이다.

### 결림과 뇌경색, 심근경색의 관계

서양의학은 결림을 대수롭지 않게 여긴다. 그러나 동양의학에서는 결림을 중요하게 생각한다. 결림은 혈액의 흐름이 나쁘고 혈액이 탁해져 있다는 것을 나타내는 증상이기 때문이다.

특히 어깨나 목이 결릴 때는 상당히 위험하다고 본다. 어깨나 목의 결림을 심근경색이나 뇌경색의 원인으로 생각하기 때문이다. 결림이란 노폐물이 응축된 혈액이 울혈(몸 안의 장기나 조직에 정맥의 피가 몰려 있는 증상)이 되어 근육이 극도로 경직되는 증상이다. 어깨나 목이 결리면 어깨나 목의 혈관도 함께 경직되므로 혈액의 흐름이 극도로 나빠져 뇌로 가는 혈액이 격감한다. 이 신호가 바로 두통이다.

뇌세포는 산소나 당분이 부족하면 바로 죽기 때문에 심장의 활동을 더 활발히 해서 더 많은 혈액을 확보하려고 한다. 그 결과 심장에도 부담이 가서 심근경색이나 뇌경색을 일으키는 원인이 된다.

### 담석증

담즙에 포함된 콜레스테롤 함유량이 너무 많아 담즙이 잘 흘러가지 않으면, 콜레스테롤을 돌처럼 응축해서(담석) 담즙의 점성을 낮추어 담즙의 흐름을 좋게 하려는 반응이다.

### 요로결석

혈액 속에 요산, 탄산칼슘 등의 노폐물이 너무 많아 소변이 진해지면, 노폐물을 결석으로 만들어 소변의 흐름을 원활하게 하려는 반응이다.

### 출혈

탁해진 피(오염된 피)를 내보내서 피를 정화시키는 반응이다. 코피, 잇몸출혈, 뇌일혈(뇌의 동맥이 터져서 뇌 속에 혈액이 넘쳐흐르는 상태) 등도 마찬가지다.

### 치매와 알츠하이머

뇌세포는 항상 많은 산소를 필요로 하며 3분 이상 산소 공급이 중단되면 파괴되기 시작한다. 또한 여러 가지 노폐물로 인해 점성이 증가한 혈액은 동맥경화, 혈전 등으로 좁아진 모세혈관 속을 통과해야만 하므로 뇌 속 혈액의 흐름도 당연히 나빠진다.

이처럼 산소나 영양소를 충분히 공급받지 못한 뇌세포는 서서히 파괴되어 죽어간다. 따라서 동양 자연의학에서는 치매나 알츠하이머도 혈액이 깨끗하지 못해서 생긴다고 보고 있다.

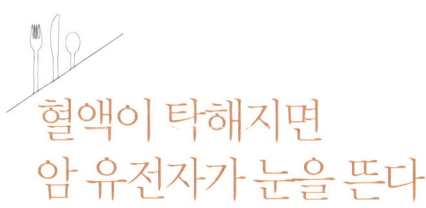

# 혈액이 탁해지면
# 암 유전자가 눈을 뜬다

서양의학에서 백혈병이나 암의 원인이 밝혀져 있지 않고 효과적인 치료법도 확립되지 않았기 때문에 환자의 사망률이 상당히 높다. 그러나 동양의학에서 말하는 '모든 병은 혈액이 탁해지는 것이 원인'이라는 이론을 전제로 환자들이 생활 개선을 하도록 충실히 지도하면, 난치병이 완치되는 경우도 있다.

그 중에는 수술, 방사선요법, 화학요법까지 모조리 받았지만 결국은 의사도 포기한 암환자가 당근사과주스 요법과 생활습관 개선으로 암을 극복하고 건강하게 살아가고 있는 경우도 있다.

인간의 몸은 약 60조 개의 세포로 이루어져 있다. 각각의 세포핵 속에는 염색체가 들어 있는데, 그 중에 약 60종 정도가 발암 유전자이다. 암 억제 유전자도 같은 수가 들어 있다.

암이 되기까지는 두 단계를 거치게 된다. 먼저 혈액의 오염 성분이 암 유전자를 상처 내어 암 유전자가 눈을 뜬다. 그리고 혈액의 오염 성분이 세포막을 자극하면, 세포의 질서가 흐트러져 이상 분열이나 이상 증식을 시작해 세포가 암으로 변해간다.

암세포는 크기가 최소한 10mm 이상은 되어야 발견이 가능하다. 흔히 이것을 조기 발견되는 최소 크기로 보지만, 이때는 암세포 수가 약 10억 개나 된다. 이 크기가 되기까지는 10~30년, 평균 약 19년이나 걸리기 때문에 이때를 조기 발견이라고 보기는 어렵다. 따라서 암은 만성병 중에서도 최고의 만성병이다.

우리 몸의 세포는 크게 '정상세포' '정상도 이상도 아닌 세포' '암세포'로 나눌 수 있다.

예전에는 세포가 암으로 변하면 일방통행하듯이 계속 나빠지기만 한다고 믿었다. 그러나 최근에 면역력이 높아지면 암세포가 정상화하는 '탈암현상(脫癌現象)'도 일어난다는 것이 밝혀졌다. 여기서 면역력이 높아진다는 것은 혈액이 깨끗해진다는 말이다.

그러나 암을 수술로 잘라내거나 방사선이나 항암제로 소멸시켜도 환자가 나쁜 생활습관을 개선하지 않고 혈액을 계속 오염시킨다면, 작아서 발견되지 않았던 '암조직'이 급성장한다.

따라서 대증요법(겉으로 나타난 병의 증상에 대응하여 처치하는 치료법)으로 암세포를 일시적으로 소멸시켜도 혈액을 깨끗하게 하는 생활로 원인을 제거하지 않는 한, 암은 결코 사라지지 않을 것이다.

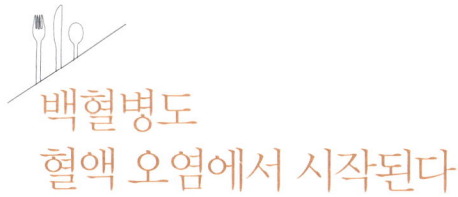
# 백혈병도
# 혈액 오염에서 시작된다

백혈구는 골수 안에서 성장해, 혈액 속의 노폐물이나 병원균을 먹어치우고 살균할 수 있을 만큼 성숙한 뒤 혈액 속으로 나온다. 혈액 암이라고 불리는 백혈병이란 이러한 능력을 아직 갖추지 않은 미성숙한 백혈구가 이상적으로 증식하는 병이다.

미성숙한 백혈구는 백혈구 본래의 살균능력이 없기 때문에 백혈병 환자는 세균의 침입을 충분히 막아내지 못하고 폐렴이나 패혈증 등의 심각한 감염증으로 생명을 잃는 경우가 많다.

또한 골수에서 미성숙한 백혈구가 이상증식하면 적혈구나 혈소판의 조혈작용(피를 만들어내는 작용)을 억제하거나 조혈 장소도 장악하기 때문에 적혈구 감소(빈혈), 혈소판 감소(출혈) 등의 증상이 나타난다.

백혈구는 병원균이나 암세포를 먹어치우는(식세포작용) 혈액세포로 알려져 있지만, 백혈구의 가장 큰 기능은 체내와 혈액 내 노폐물을 처리하는 것이다. 따라서 자연의학으로 해석하면 혈액 내 유해물질이나 노폐물이 많아져 혈액이 탁해지면, 그것을 처리하기 위해 골수에서 생산되는 백혈구의 양이 늘어난다. 하지만 이 양이 너무 많아지면 충분히 성장하지 못한 백혈구가 혈액 속으로 나오게 된다. 따라서 백혈병도 다른 암과 마찬가지로 혈액을 깨끗하게 개선하면 나을 수도 있다.

현재 서양의학은 '결과'에 대처하는 것일 뿐 병의 '원인'은 없애지 못한다. 해열제나 항생물질은 물론 암 수술도 마찬가지다. 이 때문에 재발이나 전이가 쉽게 일어나는 것이다.

일본 자연의학계의 최고 권위자인 모리시타 게이치 박사는 40년 전에 '암은 혈액 오염에 의한 전신 병'이라고 말했다. 그리고 육류를 지나치게 섭취하면 전신에, 달걀을 지나치게 섭취하면 하반신에, 유제품을 지나치게 섭취하면 상반신에 암이 생긴다는 이론도 발표했다. 지금도 서양의학은 이 이론을 무시하고 부정하고 있다.

하지만 모리시타 박사는 이에 한술 더 떠 "수술로 여러 장기를 적출하거나 화학약품이나 방사선요법으로 몸이 극도로 쇠약해지지 않은 이상 암은 낫는다"고 이야기한다.

현대 서양의학은 '병을 고치고 혈액을 깨끗하게 하려는 우리 몸의 반응'을 모조리 억누르는 치료에 온 힘을 다하고 있는 셈이다.

# 3장

## 건강한 사람만 아는
## 공복의
## 즐거움

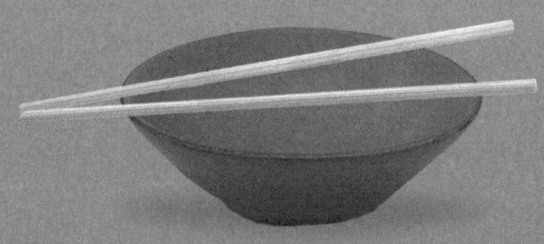

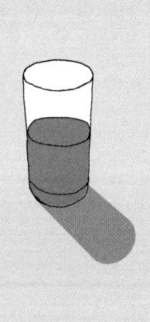

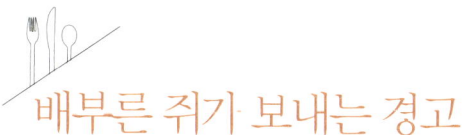
# 배부른 쥐가 보내는 경고

앞 장에서는 혈액이 왜 탁해지고 이로 인해 어떤 병이 생기는지에 대해 이야기했다. 이 장에서는 어떻게 하면 혈액을 깨끗이 할 수 있는지, 그리고 혈액이 맑아지면 실제로 병이 낫는지를 알아보고자 한다.

지금까지 의학이나 영양학, 건강법은 '넣는다(섭취한다)' '키운다'는 데만 관심을 기울여왔다. 식생활이 풍요로워지고 의료가 충분히 발달한 이 시대에 암이나 심근경색을 비롯한 여러 가지 난치병이나 기이한 병이 만연하고 있는 것은 과식과 과음 탓이 가장 크다. 그러면 우선 암을 예로 들어 병과 식품과의 관계를 살펴보자.

1910년에서 1970년까지 미국인의 식품 섭취량을 비교해보면(그림 1 참조) 곡물과 감자류가 절반 가까이 감소하고 유제품과 달걀,

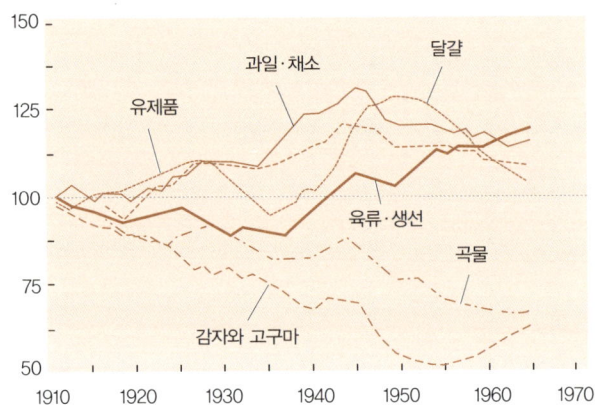

**그림 1** 미국인의 식품 섭취량 변화(1909~1913년의 평균 섭취량을 100으로 함)

육류가 급격히 증가했다. 미국인이 육류나 유제품을 많이 먹는다고 하지만 1910년 무렵까지는 아직 소박한 식생활을 했다는 것을 알 수 있다.

이러한 식생활의 변화로 줄어든 암은 위암과 자궁경부암이다. 대신 폐암, 췌장암, 대장암, 직장암, 유방암, 백혈병이 증가했다. 특히 폐암은 인구 10만 명당 두세 명이던 것이 40명으로 20배나 증가해 미국인에게 가장 많이 발생하는 암이 되었다.

이번에는 우리의 식생활 변화에 대해 알아보자. 1950년부터 2000년까지 섭취량을 비교해보면(그림 2 참조) 쌀은 절반으로, 감자는 10분의 1로 줄어들었다. 반대로 달걀은 약 6.5배, 육류는 약 9배, 유제품은 약 25배 증가했다.

**그림 2** 우리의 식생활(1일 섭취량) 변화

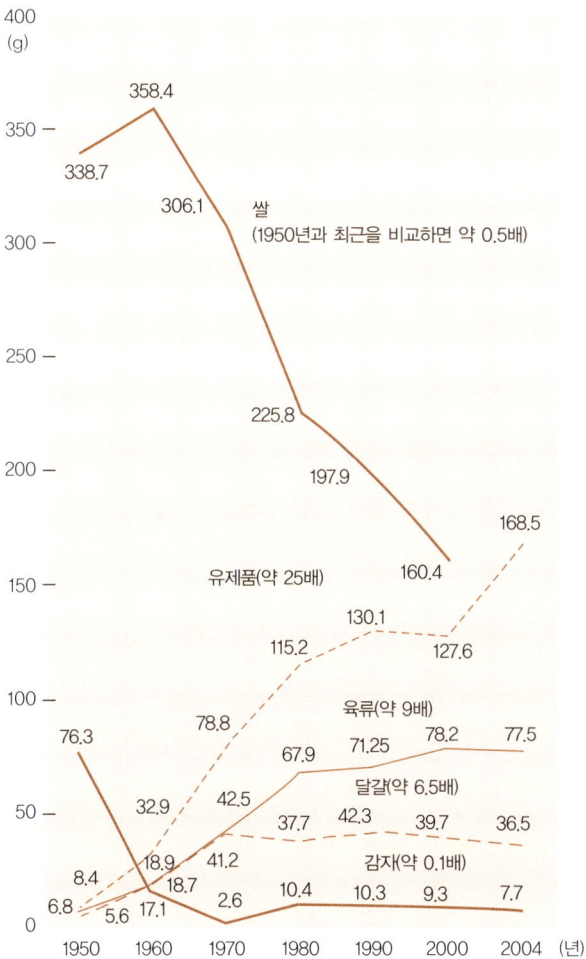

출전 : 〈5정(五訂) 식품성분표 2005〉(여자영양대학 출판부)

이에 따라 줄어든 암은 위암과 식도암, 자궁경부암이다. 조금 증가한 것은 간암과 백혈병, 그리고 크게 증가한 것은 췌장암, 대장암, 결장암, 담낭암, 폐암, 유방암으로 미국인과 거의 흡사해졌다.

미국인도 우리도 곡물과 감자류 섭취량이 줄고 유제품이나 육류 섭취량이 증가함에 따라 위암과 자궁경부암은 감소하고 폐암, 대장암, 췌장암, 유방암 등이 증가했다. 유제품이나 육류를 많이 섭취하는 서구형 식사로 바뀌면서 우리도 미국과 같은 종류의 암이 늘어난 것이다.

이처럼 먹는 음식이 바뀌면 암 종류도 변한다는 것은 음식물과 암에 상관관계가 있다는 것을 나타낸다.

1985년 뉴욕시립대학 마운트 싸이나이 의과대학의 R. 크로스 교수는 "배가 잔뜩 부를 때까지 먹이를 먹인 실험쥐에게 일정량의 방사선을 쪼였더니 100퍼센트 암이 발생했다. 그러나 먹이를 절반밖에 먹이지 않은 실험쥐에게 같은 양의 방사선을 쪼이자 0.7퍼센트밖에 암이 발생하지 않았다"는 연구결과를 발표했다.

또한 미국 에모리대학병원 S. 하임스 필드 박사는 평균 연령이 50세인 중증의 진행암 환자 100명을 무작위로 뽑아 A그룹 50명에게는 병원 일반식을, B그룹 50명에게는 고영양식을 제공했다. 그 결과 A그룹의 평균 생존일 수는 300일, B그룹은 75일이었다.

이러한 사실을 통해 '소식(小食)'은 암을 예방하고 과식이나 포식은 발암을 촉진시키고 암을 악화시킨다는 것을 알 수 있다.

미국에서는 1970년대에 동물성지방의 과다섭취가 문제가 되었다. 식사량을 줄이고 동물성지방 섭취량을 줄이는 것이 좋다는 것은 최근에 언급되기 시작한 이야기가 아니다.

1977년 미 상원에서 발표된 '맥거번 리포트'라는 것이 있다. 당시 미국에서는 이미 암이나 심근경색으로 사망하는 사람이 많았고 비만 역시 서서히 문제가 되고 있었다. 이러한 위기감에서 1975년 상원에 '영양개선위원회'가 설립되었다. 미국의 의학자와 영양학자는 2년 동안 세계 각지에서 식사와 건강에 관한 자료를 모아 조사 연구한 뒤, 5천 페이지에 달하는 리포트를 발표했다. 리포트는 다음과 같이 제안하고 있다.

❶ 탄수화물을 섭취 열량의 55~60퍼센트로 늘린다.
❷ 지방분을 30퍼센트로 줄인다.
❸ 포화지방산(동물성지방)과 불포화지방산(생선기름이나 식물성기름)의 섭취 비율을 같게 한다.
❹ 콜레스테롤 1일 섭취량을 300mg으로 줄인다.
❺ 설탕 소비량을 40퍼센트 줄인다.
❻ 소금 1일 섭취량을 3g으로 줄인다.

고칼로리, 고지방 식품인 육류, 유제품, 달걀 등의 동물성식품을 줄이고 되도록 정제하지 않은 곡물이나 채소, 과일을 많이 섭취하라는 말이다.

　이 리포트가 발표되자 미국은 물론 전 세계가 충격을 받았다. 서구에서 일본식이 건강식으로 유행하게 된 것도 이 리포트의 영향이 컸다고 할 수 있다.

　맥거번 리포트에서 제안하고 있는 섭취식품 비율을 보면 내가 제안하는 내용과 아주 흡사하다는 것을 알 수 있을 것이다. 미국 정부도 인간의 '치아 비율'에 맞춘 식사를 제안한 것이다.

　이 리포트로 미국은 큰 효과를 보았다. 미국에서 1975년 당시 인구 10만 명당 380명이던 심장병 사망자 수가 현재는 250명으로 약 40퍼센트 감소했고, 암 사망자 수 역시 감소했다.

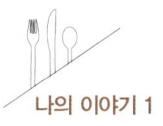

**나의 이야기 1**

# 허약체질에서
# 건강체로 변신하기까지

　　여기서 내가 어떻게 '단식'이라는 치료법을 만나게 되었는지를 잠깐 이야기하고 넘어가고자 한다. 현재 병으로 고통 받고 있는 사람들에게 나의 체험이 조금이라도 도움이 되기를 바란다.

　나는 선천적으로 몸이 약하고 열도 자주 나서 어렸을 때는 부모님을 많이 걱정시켰다. 중학교 무렵부터는 상당히 건강해졌지만, 고등학교 때는 만성적인 설사로 한의사에게 진찰을 받기도 했고, 여러 가지 화학약품과 한방약도 써봤지만 조금도 나아지지 않았다. 시험이나 행사 등 긴장되는 일이 있으면 설사가 더욱 심해졌고 외출할 때는 항상 화장실 위치부터 먼저 확인했다.

　그러다가 의과대학에 들어가서 니시 가쓰조(약을 전혀 사용하지 않고 식사와 생활습관만으로 병을 치유하는 자연의학인 니시의학의 창

시자) 선생의 '니시식 건강법'을 알게 되었다. 니시 건강법에서 말하는 야채주스를 알게 된 이후 아침식사로 양배추와 사과로 만든 주스만 먹어보았다. 일주일이 지나자 4년간 나를 괴롭혔던 만성설사가 가벼워졌다. 이 일을 계기로 나는 민간요법에도 관심을 가지기 시작했다.

의과대학 2학년 때 읽은 후다키 겐조(도쿄제국대학 의학부 명예교수) 박사의 책에 현미자연식(육식이나 인스턴트 식품은 금하고 현미와 채소를 중심으로 하는 식사)이 좋다는 내용이 있어 실행했더니, 과민성대장증후군이 겨우 몇 주일 만에 완치되어 너무나 놀랐다. 이 일로 식품의 섭취 방법이나 식품 자체가 건강과 얼마나 밀접하게 연관되어 있는지 실감하게 되었다.

아침을 먹지 않고 야채주스와 현미소식요법으로 건강을 회복한 뒤 3학년 때부터는 파워리프팅(역기 들어올리기, 스쿼트, 벤치 프레스, 데드 리프트 등이 있다)을 시작했다. 웨이트트레이닝으로 근육이 눈에 띄게 붙었고, 졸업할 무렵에는 전국학생 파워리프팅 경량급에서 우승까지 하게 되었다. 162cm, 58kg의 작은 체구로 벤치프레스 100kg, 스쿼트 150kg을 들어 올려 주변을 놀라게 할 정도였다.

그러나 당시는 지금처럼 동양의학의 장점을 재인식하려는 움직임이 거의 없었고 오로지 서양의학에만 치우쳐 있었다. 나는 자연의학 책을 읽고 니시 선생이나 후다키 선생의 영향을 받아 "암은 식생활과 관계가 있다"는 이야기를 하고 다닌 탓에 이단자 취급을 받았다. 지도교수에게 불려가 "자네는 다른 학생들에게 악영향을 주고 있어. 암이 식생활과 관계있다니, 그런 소리 따윈 집어치우게. 암의 원인은 바이러스야"라는 설교를 들은 적도 있었다. 그때는 바이러스 병원설의 전성기로, 대부분의 병은 바이러스가 원인이라고 배우던 시대였다.

   그러나 나는 온갖 방법을 다 써봐도 효과가 전혀 없던 만성설사를 자연식요법으로 치유한 경험이 있었기 때문에 교수의 말을 받아들이지 않았다. 게다가 그때는 이미 모리시타 게이치 박사의 "암은 국소 병이 아니라 혈액 오염이 원인인 전신 병"이라는 발표를 읽은 후였기 때문에 암의 원인이 바이러스라는 말은 더 더욱 납득할 수 없었다.

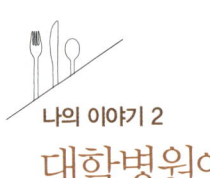

나의 이야기 2

# 대학병원에서
# 현대의학의 한계를 절감하다

나는 나가사키대학 의학부를 졸업하고 대학병원 혈액내과에서 수련의 과정을 거친 후 원폭병원으로 옮겼다. 원폭병원은 원폭피해의 후유장애를 가진 사람을 치료하는 병원이므로 혈액에 이상이 있는 환자를 많이 진료하게 된다.

혈액외과에는 백혈병, 악성림프종 같은 중증 환자가 대부분이다. 대학병원에는 한 병동에 50명 정도의 환자가 있었는데, 당시에는 혈액질환에 대한 치료법이 충분히 확립되지 않았던 탓에 하루에 10명이 죽거나 일주일에 절반 가까운 환자가 사망한 적도 있었다.

그리고 항암제의 다제요법(여러 종류의 약을 동시에 투여하는 방법)이 일반적으로 사용되던 시대였기 때문에 항암제를 대량으로 투여하는 경향이 있었다. 항암제를 사용하면 백혈구가 감소해 세균

감염이 되기 쉽고 거기에 대처하기 위해 더 많은 항생물질을 투여해야 하는 악순환이 계속되기 때문에 결국 환자들이 줄줄이 목숨을 잃었다.

나는 이러한 현대 서양의학의 한계를 목격하고 이런 환경에서 의사를 계속해도 좋을지 고민이 되었다. 의료란 무엇인지, 현대 서양의학의 치료 방법이나 관점에 대한 의문이 강하게 들기 시작한 것이다.

그때부터 치료의학보다 예방의학에 관심을 갖게 되었고, 건강과 장수에 대해 연구하고자 대학원 박사과정에 들어가 4년간 연구생활을 하게 되었다. 연구 테마는 '식사나 운동에 의해 백혈구의 면역능력이 어떻게 변하는가?'였고 이를 위해 여러 곳으로 견학이나 조사를 다녔다.

1977년에는 모기시타 게이치 박사가 기획한 '미국 자연식 연수 투어'에도 참가했다. 그리고 이때 만난 한 권의 책으로 내 인생은 크게 바뀌게 되었다.

당시 로스앤젤레스에는 이미 자연식품 슈퍼마켓이나 자연식 레스토랑이 많이 있었다. 슈퍼마켓에서는 유기농 채소를 팔았고, 레스토랑의 주요 메뉴는 고기가 아니라 현미나 잡곡을 사용한 밥과 빵이었다. 그곳에서 키르히너 박사의 《생식 주스》라는 책을 사게 되었다. 이 책에는 당근을 중심으로 여러 가지 채소나 과일을 조합한 신선한 주스로 병을 고치는 방법이 들어 있었다.

그리고 버처 베너 박사가 1897년에 스위스 취리히에 설립한 버처 베너(B.베너) 병원도 책에 소개되어 있었다. 이 병원은 세계 최초의 자연요법병원이다.

나는 이 책에 깊은 감명을 받고 귀국하자마자 B.베너 병원으로 편지를 보냈다. 그러자 베너 박사의 조카인 리히티 브라슈 박사로부터 흥미가 있다면 공부하러 오라는 답신이 왔다. 나는 즉시 스위스로 날아가 몇 달 동안 B.베너 병원에서 정신없이 공부에 몰두했다.

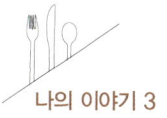

나의 이야기 3
# 당근사과주스 요법을 알게 되다

이 병원에서는 진단할 때는 서양의학에서 하듯이 혈액검사나 뢴트겐을 사용했지만, 치료할 때는 약이나 방사선은 일절 사용하지 않고 자연요법만으로 하고 있었다.

아침식단은 당근과 사과로 만든 주스 두세 잔이 전부였다. 환자의 식사에는 우유와 달걀을 조금도 사용하지 않고 검은 빵, 감자, 채소, 과일, 벌꿀, 천연소금 등 완벽한 자연식으로 먹게 했다. 유일한 동물성 식품은 요구르트뿐이었는데, 요구르트를 믹서로 밀배아와 혼합한 버처 식 뮤즐리를 제공했다.

당근사과주스가 그렇게 효과적인 이유가 무엇이냐고 묻자, 리히티 브라슈 박사는 "인간에게 필요한 비타민과 미네랄을 모두 함유하고 있기 때문"이라고 대답했다. 그리고 현대인은 단백질, 지방,

탄수화물을 지나치게 섭취하고 있지만 이러한 영양소를 몸속에서 적절하게 이용하는 비타민과 미네랄은 부족하기 때문에 암, 당뇨병, 심근경색, 뇌경색 등의 생활습관병이나 여러 가지 난치병, 기이한 병이 생긴다고 했다.

  B.베너 병원은 이러한 식사요법을 중심으로 명상요법이나 온열요법, 침뜸요법 등의 자연요법을 시행한다. 그곳에서 나는 전 세계에서 찾아온 많은 난치병 환자들이 완치되어 돌아가는 모습을 눈앞에서 목격했다.

  스위스에서 내가 통감한 것은 현대 서양의학만으로 환자를 치료하는 것은 불가능하다는 것이었다. 일본에 귀국한 후에도 당근사과 주스 마시는 습관을 계속 이어나갔기 때문에 건강이 더욱 좋아졌다. 그 덕에 논문을 1년 빨리 끝내고 다시 B.베너 병원으로 돌아가 공부를 계속할 수 있었다.

나의 이야기 4

# 모스크바 단식병원에서 경험한 놀라운 치료 효과

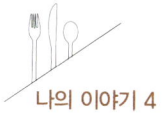 그 후 연구를 위해 세계적으로 유명한 코카서스 지방의 장수촌을 몇 차례나 방문했다. 당시에는 그곳에 가려면 모스크바를 경유해서 갈 수밖에 없었다. 게다가 비행기도 바로 있는 게 아니라서 모스크바에 며칠 동안 머물러야 했다. 나는 체재시간을 이용해서 세계적으로 유명한 단식요법학자이자 정신과 교수인 니콜라예프 박사의 연구실과 병원을 몇 차례 방문했다.

이 병원에서는 정신과 환자뿐만 아니라 서양의학으로는 치료법이 없는 척수성근위축증이나 혈관의 문제로 생기는 무맥증(맥이 거의 짚어지지 않거나 약한 증상을 보이는 것), 심장병이나 암 등의 난치병 외에도 고관절탈구 같은 외과증상이 있는 환자들까지 물만 마시는 단식요법으로 회복되어 갔다. 그 모습을 보고 놀라움을 금

할 수 없었다.

　니콜라예프 박사는 대부분의 러시아 병원에 단식요법 병동이 있다고 말했다. 러시아에서는 보건당국에서도 단식을 인정하고 있으며 니콜라예프 박사도 국가로부터 훈장을 비롯해 많은 상을 수상했다.

　니콜라예프 박사가 단식요법을 시작하게 된 것은 정신분열증 환자가 증상이 악화되자 식사를 완강히 거부하는 것을 보고 나서였다. 이때 박사는 '환자가 음식을 거부하는 것은 병을 치료하기 위한 몸의 반응'이라는 가설을 세웠다. 그리고 환자에게 식사를 강요하지 않고 물만 주면서 상태를 지켜보았다. 그러자 얼마 후 환자는 주스나 과일을 찾기 시작했고 분열증세도 호전되기 시작했다.

　이와 동시에 그때까지 환자가 가지고 있던 간장병, 천식, 피부병, 류머티즘 등 다른 질환도 치유되어갔다. 이를 계기로 정신과 이외의 환자들도 박사의 병원을 찾아와 단식을 하게 되었다.

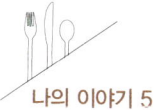

나의 이야기 5

# 식사요법으로 병을 치료하는 진료소를 열다

이러한 경험과 연구를 통해 나는 '내가 납득하는 치료를 하기 위해서는 내 진료소를 여는 수밖에 없다'고 결론을 내렸다. 처음에는 당근사과주스 중심의 식사요법을 지도하는 진료소를 열었다. 그리고 1985년 현미자연식과 당근사과주스 단식을 비롯해 온천, 사우나 등으로 건강을 회복하는 단식요양소를 이즈에 설립했다.

이 단식요양소에서는 아침, 점심, 저녁 시간에 3잔씩 당근사과주스를 '먹는다'. 마신다가 아니라 '먹는다'로 표현한 것은 주스지만 스프를 마실 때처럼 가볍게 씹어서 침을 잘 섞은 후 삼키기 때문이다.

이 외에도 각 방에 흑설탕을 넣은 생강탕을 준비해놓고 언제든지 마실 수 있도록 하고 있다. 위에 언급한 음식물 외에는 먹고 마시지 않는다.

온천과 사우나는 24시간 개방이므로 언제든지 들어갈 수 있다. 점심때는 골프, 산행, 그림 그리기, 낮잠 등 자신이 좋아하는 것을 하면서 시간을 보내고, 밤에는 다같이 어울려 노래를 하거나 춤을 추기도 한다. 마사지나 생강·습포요법을 받거나 여러 가지 미용관리를 받는 사람도 많다.

단식요양소는 병원이 아니므로 의료 스태프가 없고 나도 매주 일요일 아침 2시간씩 강의만 할 뿐이다. 요양소를 설립한 지 20년이 넘었지만 큰 사고 한 번 없이 거의 100퍼센트가 건강해지고 병세가 호전되거나 회복되었다. 참으로 기쁜 일이 아닐 수 없다.

최근에는 정기적인 재이용자가 급격히 늘고 있는데, 전 수상을 비롯해 지금까지 20명 이상의 전현직 장관들이 방문했으며, 요 근래에는 의사들이 단식을 하러 많이 찾아오고 있다.

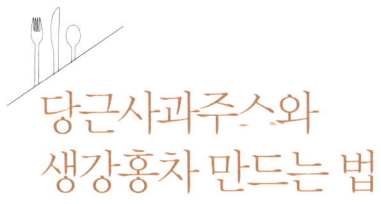

# 당근사과주스와
# 생강홍차 만드는 법

그러면 여기서 일단 당근사과주스와 생강홍차 만드는 법을 설명하고 넘어가도록 하자.

재료는 중간 크기의 당근 2개(합쳐서 400g 정도)와 사과 1개(300g 정도)다. 이것으로 당근사과주스 약 3잔을 만들 수 있다.

당근과 사과는 깨끗이 씻어서 적당한 크기로 자른 다음 껍질과 씨는 그대로 둔 채 주서에 간다. 이때 믹서가 아니라 반드시 주서를 사용하도록 한다. 믹서는 수분을 어느 정도 넣어주어야만 회전하는 데다 주스와 찌꺼기를 분리할 수 없으므로 100퍼센트 순수한 주스를 만들지 못한다.

이것이 기본적인 방법이지만 냉증이 있는 사람은 사과 양을 줄이도록 한다. 또한 다음과 같은 증상이 있는 사람은 각각의 채소를

50~100g 분량으로 같이 넣어주면 효과가 커진다.

- 위궤양, 간장병, 암이 있는 사람은 양배추
- 고혈압, 심장병, 부종, 비만인 사람은 오이
- 기관지염, 육식 과다로 인한 설사나 변비가 있는 사람은 파인애플
- 빈혈, 치주염이 있는 사람은 딸기
- 간장병, 심근경색, 뇌경색이 있는 사람은 셀러리
- 당뇨병이 있는 사람은 양파(20g 정도)

주스는 만들어서 즉시 먹는 것이 좋다. 여의치 않은 경우는 냉장고에 넣어둔다. 아침에 만든 것을 저녁에, 저녁에 만든 것을 다음 날 아침에 마시는 정도는 괜찮다. 이때 주스에 레몬을 짜서 넣어두면 산화를 방지할 수 있다.

생강홍차는 당근사과주스보다 만드는 법이 더 간단하다. 뜨거운 홍차에 강판에 간 생강즙 5~10방울이나 생강가루를 1~2티스푼 넣고 흑설탕이나 벌꿀로 맛을 내면 끝이다. 시중에서 판매되는 튜브형 다진 생강이라도 상관없다.

홍차는 찻잎을 발효시킨 것이므로 녹차와 마찬가지로 카테킨이 많이 함유되어 있어 살균작용이나 활성산소를 제거하는 효과가 있다. 또한 카테킨에서 만들어지는 테아플라빈이라는 붉은 색소는

독감(유행성감기)이나 감기 바이러스를 죽인다. 녹차는 남쪽지방에서 생산되고 녹색을 띠고 있으므로 몸을 차게 하지만, 녹차에 열을 가해서 붉은색으로 변화시킨 홍차는 몸을 따뜻하게 하는 작용을 한다.

생강은 약 150종류의 한방약 중 70퍼센트에 쓰이고 있을 정도로 약효가 뛰어나다. 특히 몸을 따뜻하게 하는 효과가 아주 탁월하다.

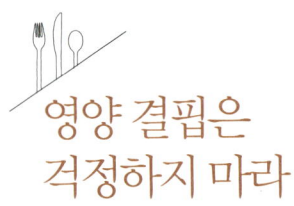

# 영양 결핍은
# 걱정하지 마라

당근사과주스 단식을 하게 되면 입에서 뭐라 형용할 수 없을 정도로 심한 악취가 난다. 마치 입에서 끊임없이 방귀를 뀌고 있는 느낌이라고 할까. 또한 혓바닥에 끈끈하고 지저분한 설태가 낀다. 병이 심각한 사람일수록 설태의 색이 짙어지며 항암제 치료를 받은 사람은 누구든지 혓바닥이 새까맣게 변한다. 뿐만 아니라 짙은 가래가 나오고 눈곱이 끼거나 지저분한 콧물, 짙은 색의 오줌이나 검은 변(숙변)도 배출된다. 체취도 강해진다.

단식요양소의 객실담당자가 청소나 시트를 갈기 위해 객실에 들어갈 때는 호흡을 멈추고 재빨리 객실로 들어가 창문부터 연 다음 다시 밖으로 나오는 경우도 있다. 그들 말로는 방에 가득 찬 악취를 그대로 들이마셨다가는 두통이 생기거나 구역질을 할 수도 있기 때문이라고 한다.

섭취하는 것은 당근사과주스와 생강탕, 생강홍차 등 신선한 수분, 비타민, 미네랄뿐인데 몸에서 나오는 것은 악취가 나고 더러운 것들뿐이다. 단식 체험자들이 처음에 가장 당황해하고 신기하게 여기는 것이 바로 이러한 점이다. 이것은 지금까지 몸속에 노폐물과 유독물질이 얼마나 많이 쌓여 있었는지를 나타낸다.

이러한 노폐물이나 독소가 몸 밖으로 배출됨에 따라 혈색이 좋아지고 붓기나 지방이 빠져 체중이 감소하며 기미나 주근깨까지 옅어진다. 어딘가 몸이 좋지 않거나 질환을 가지고 있는 사람은 상태가 개선되면서 몸이 가볍게 느껴지고 활동적으로 된다.

우리가 갖고 있는 병이나 증상은 몸속의 노폐물이나 유해물질이 원인이다. 따라서 병을 고쳐 건강을 회복하기 위해서는 노폐물이나 유해물질을 계속 배출해내는 것이 중요하다.

그런데 지금까지 의학이나 영양학, 여러 가지 건강법은 건강을 위해, 치료를 위해 몸속에 무엇인가를 집어넣는 것에만 관심을 집중해왔다.

아주 먼 옛날 기아에 고통을 받던 시대와는 달리 선진국에서는 식생활이 풍요로워지고 영양실조로 병에 걸리는 사람도 거의 없다. 오히려 영양과다와 한쪽으로 치우쳐진 식생활로 인한 영양실조가 여러 가지 질병의 원인이 되고 있다. 하지만 이 문제도 당근사과주스 단식으로 완벽하게 해결할 수 있다.

대부분의 사람들이 건강에 문제가 생기는 것은 5대 영양소 중에서도 3대 영양소, 즉 단백질, 지방, 탄수화물은 과다섭취하고 비타민, 미네랄은 부족하기 때문이다. 과다섭취한 3대 영양소를 충분히 활용하고 소비할 수 있을 만큼 비타민과 미네랄을 섭취하지 못하면, 3대 영양소는 소화되거나 연소되지 못하고 노폐물로 몸속에 축적된다.

그러나 당근사과주스 단식에서는 몸속에 과잉 축적된 단백질, 지방, 탄수화물은 섭취하지 않고 부족한 비타민과 미네랄을 보충한다. 따라서 단식을 하면서 어느 정도 공복감을 느껴도 고통스럽다고 호소하는 사람은 거의 없다. 이 때문에 공복감을 못 이기고 숨어서 몰래 먹는 사람도 없다. 그 결과 지금까지 요양소에서는 한 번도 사고나 문제가 생기지 않았다.

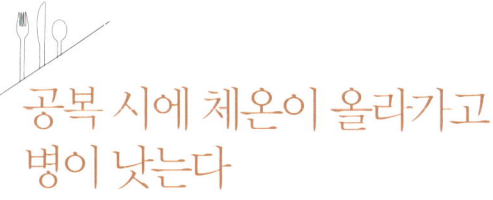

# 공복 시에 체온이 올라가고
# 병이 낫는다

단식 중에는 아무것도 먹지 않는데도 체온이 올라간다. 단식을 하면 소화·흡수를 담당하는 기관이 활동을 정지하기 때문에 많은 양의 혈액이 몸의 다른 부분으로 분배되기 때문이다.

그 결과 몸 전체의 대사가 더욱 활발해진다. 전신의 대사가 활발해지면 체온이 올라가고 백혈구의 활동도 활발해지기 때문에 단식 중에는 감기에 걸리는 사람이 한 명도 없다.

단식을 하면 위장을 비롯한 여러 장기가 휴식을 취할 수 있다는 장점이 있다. 그러나 심장, 폐, 간, 신장 등 생명활동과 직접 관련된 장기나 뇌는 쉴 수가 없다. 이러한 장기나 뇌는 영양소가 보급되지 않으면 장애를 일으키는데, 단식으로 영양소 공급이 중지되면 이들 장기는 생존을 위해 몸속에 남아도는 물질을 이용하기 시작한다.

따라서 태어났을 때는 몸속에 존재하지 않았던 암세포, 궤양성 대장염이나 류머티즘성 관절염 등의 염증을 일으킨 세포나 각종 질병의 원인물질인 과도한 콜레스테롤, 지방이나 당분, 노폐물 등을 이용해서 생존해나간다.

단식을 하면 불필요한 세포가 심장, 폐, 간, 신장, 뇌 등의 세포에 영양소로 사용됨으로써 사라지는 것이다. 이것을 '자기융합'이라고 하는데, 이러한 메커니즘에 의해 단식으로 암이 치료되기도 하는 것이다.

또한 체온이 올라가면 백혈구가 활동하기 쉬운 환경이 되므로 면역력이 높아진다. 백혈구는 혈액을 타고 온몸을 돌면서 몸 밖에서 침입해온 병원균이나 노폐물, 알레르겐(알레르기 반응을 일으키는 물질)이나 암세포 등을 먹어치우므로 백혈구가 활발하게 활동하면 체내의 노폐물을 싹 쓸어버릴 수가 있다.

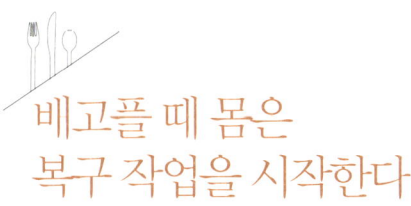

# 배고플 때 몸은
# 복구 작업을 시작한다

단식 중에는 혈액이 온몸을 충분히 순환하게 된다. 앞에서도 이야기했듯이 단식을 하면 위장 등의 장기가 휴식을 취할 수 있는데, 여기서는 이에 대해 좀더 자세히 알아보자.

단식이란 음식을 먹지 않는 것이므로 위장, 간, 췌장과 같은 소화기관이 쉬게 된다. 또한 소화 작용을 하려면 산소가 대량으로 필요한데, 단식 중에는 산소도 그다지 필요하지 않으므로 폐의 부담이 줄어든다.

뇌의 부담도 줄어든다. 많은 장기가 휴식을 취하므로 이러한 장기에 명령을 내리는 뇌도 당연히 부담이 줄어든다.

먹는다는 것은 모든 기관에 부담을 주는 행위다. 따라서 단식을 하면 모든 기관의 부담이 줄어든다. 또한 기관이 거의 활동할 필요가 없는데도 혈액이 충분히 공급되므로, 우리 몸의 모든 조직은 전력을 다해 복구 작업을 시작한다.

양계업계에는 '강제 털갈이'라는 것이 있다. 옛날에는 알을 더 이상 낳지 못하는 노쇠한 닭은 바로 식용으로 식탁에 올랐다. 그러나 지금은 2주 동안 강제 단식을 시킨다. 그러면 2퍼센트 정도는 죽지만 나머지 98퍼센트는 일단 털이 다 빠진 후 새로운 털이 나면서 다시 알을 낳게 된다. 이것은 단식으로 생명력이나 활동력이 강해져 몸 상태가 다시 젊어지기 때문인데, 이처럼 단식을 하면 온몸의 조직이 회복된다. 양계업계에서 행해지는 '강제 털갈이'가 최근 지나치게 악용되는 경향이 있는데, 이에 대한 윤리적 판단은 여기서 논외로 하기로 한다.

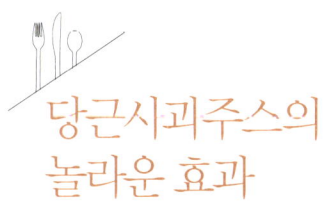

# 당근사과주스의
# 놀라운 효과

단식은 건강 회복에 엄청난 효과가 있다. 하지만 막상 단식을 시작하려고 하면 상당히 고통스러울 거라고 생각하고 주저하는 사람들도 있을 것이다. 그러나 당근사과주스 단식은 물만 마시는 단식과는 다르다. 공복의 고통도 크지 않고 즐겁고 건강하게 단식할 수 있다.

내가 쓴 책은 한국어로도 번역되어 출판되었는데, 한국어 번역판을 읽은 한 대기업 사장 P씨 부부가 매년 단식을 하러 이즈 요양소를 찾아온다. P씨는 한국의 병원에서 물만 마시는 '물 단식'을 한 적이 있다고 했다. 그때의 일을 P씨는 이렇게 회상했다.

"나흘째가 되자 걸으려고 해도 다리가 움직이지 않았고 발을 떼기만 해도 휘청거렸습니다."

P씨는 이런 경험을 했던지라 당근사과주스 단식을 처음 할 때는 "단식 중인데도 하루에 10km는 걸을 수 있는 데다 기운도 펄펄 난다구요. 이건 단식이라고 할 수 없어요."라며 불만을 터뜨렸다. 그 말을 듣고 이제는 오지 않겠구나 했는데 놀랍게도 그 이후 매년 요양소를 찾고 있다. 이유를 물어보니 감량 효과도 '물 단식' 때와 별 차이가 없고, 당근사과주스 단식 중에는 피로도 느끼지 않고 오히려 몸에 활력이 솟는다고 대답했다.

이처럼 당근사과주스 단식은 고통 없이 물 단식과 똑같은 효과를 얻을 수 있다. 당근사과주스 단식의 효과를 정리하면 다음과 같다.

- 노폐물이 배출되어 위장을 비롯해 몸 전체가 휴식할 수 있으므로 체온이 상승한다.
- 체력과 기력이 떨어지기는커녕 오히려 기운이 넘쳐흐른다.
- 당근사과주스에 함유되어 있는 당분, 비타민류, 미네랄류가 병으로 상한 세포를 회복·재생시키는 데 도움이 된다.

따라서 단식을 끝내고 집으로 돌아갈 때는 그때까지 가지고 있던 여러 증상이 대부분 개선될 뿐만 아니라 누구나 할 것 없이 5~10세는 젊어 보인다.

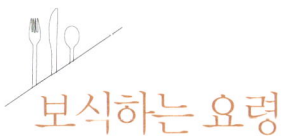
## 보식하는 요령

이번에는 단식요양소에서 실시하고 있는 당근사과주스 단식 방법을 소개하도록 하겠다.

단식은 기본적으로 일주일과 열흘 코스가 있다. 일주일 코스는 주스단식이 5일, 보식기간 2일이며, 열흘 코스는 주스단식이 7일, 보식기간이 3일이다. 단식기간 중에는 다음 표와 같이 하루에 3회 당근사과주스를 섭취한다.

어려운 것은 보식기간이다. 보식기간이란 먹는 양을 조금씩 늘려 일반식으로 되돌아가는 기간인데, 보식을 소홀히 하면 아주 위험한 사태가 생긴다.

단식 중에는 소화기관이 활동을 멈추고 휴식한다. 따라서 소화효소도 거의 생산되지 않는다. 이처럼 소화기관이 음식물을 소화·

## 당근사과주스 단식 일주일 코스

### 일 주 일 단 식 일 과

**am 7 : 00**  체조, 가벼운 산책

**am 8 : 00**  당근사과주스 3잔(480cc)

당근 2개(약 400g)에서 240cc
사과 1개(약 300g)에서 240cc가량

◎ **당근사과주스 만드는 법**
- ★ 당근과 사과는 무농약이나 저농약으로 준비하고 당근과 사과의 배합은 1대1 정도로 한다.
  수세미로 깨끗이 씻어서 껍질째(사과는 심까지 전부) 주서에 간다.
- ★ 더위를 많이 타는 체질이거나 여름철에는 레몬즙을 짜서 조금 넣어주면 청량감을 느낄 수 있다.

**am 10 : 00**  된장국 한 공기(150cc 정도)
- ★ 말린 표고버섯, 다시마로 국물을 우려내고 천연양조된장을 사용한다.

**pm 12 : 00**  am 8:00에 먹었던 당근사과주스 3잔

**pm 3 : 00**  생강탕 1잔(100~150cc)

- ★ 1인분의 물을 불에 올려놓고 흑설탕이나 벌꿀을 녹인다(①).
  엄지손가락 크기만 한 생강을 갈아 즙을 낸 다음 이것을 ①에 넣는다.

**pm 5 : 00**  am 8:00에 먹었던 당근사과주스 3잔

**pm 6 : 00**  침이나 뜸, 마사지 등의 물리치료를 받거나 목욕

▽ 이상의 일과로 단식을 하게 되는데, 냉증이 심한 사람이나 겨울철에는 3회의 당근사과주스 중 1회나 2회는 당근 수프로 대체한다.

◎ **당근 수프 만드는 법**
- ★ 당근 2개와 양파 1/2개를 잘게 썰어 다시마 등을 우려낸 국물 1리터(또는 뜨거운 물)에 넣고 삶는다. 당근과 양파가 흐물흐물해지면 좀 식힌 후 그대로 믹서에 넣고 돌린다. 마지막에 굵은소금(3~6g)이나 된장을 넣어 간을 맞춘다.

흡수할 태세가 전혀 되어 있지 않은 상태에서 단식을 그만두고 갑자기 많은 음식물이 넘어온다면 장기는 어떻게 될까?

스포츠 선수가 잠자리에서 일어나자마자 아무런 준비운동도 하지 않고 경기에 임하는 것과 다를 바 없을 것이다. 몸 여기저기서 장애가 발생하거나 때로는 치명적인 손상을 입기도 한다.

단식에 있어서 가장 중요한 것은 보식을 어떻게 하느냐다. 단식 중일 때보다 일반 식사로 되돌아가는 보식기간이 더 힘들기 때문이다. 따라서 혼자서 단식을 하는 것은 위험하다.

요양소에서 실시하는 보식은 다음과 같은 단계를 밟는다. 첫째 날 두 번 식사를 하는데, 현미미음 한 공기와 건더기 없는 된장국, 여기에 매실 장아찌와 강판에 간 무가 메뉴다. 현미미음과 된장국은 액체지만 잘 씹어서 자연스럽게 넘어가도록 한다. 그리고 입 속이 비면 다시 한 모금 천천히 시간을 들여가며 '먹는다'. 이것이 아주 중요하다. 아무리 적은 양이라 하더라도 갑자기 꿀꺽 삼켜서는 안 된다. 첫 번째 보식은 '지금부터 음식이 들어간다'는 신호를 위장에 보내는 것이다. 즉 잠들어 있는 위장을 깨우는 것이 목적이다.

일주일 코스(주스단식을 5일 한 경우)를 한 사람은 둘째 날 아침과 점심에 현미죽 한 공기와 된장국, 매실 장아찌, 무 간 것, 여기에 낫토나 물두부(두부를 다시마 등의 국물에 삶은 요리)를 소량 먹는다. 이때도 시간을 들여 천천히 꼭꼭 씹어 먹는다. 저녁에는 현미죽 대신 현미밥을 5분의 3 공기 정도 먹는다. 열흘 코스(주스단식을 7

일 한 경우)인 사람은 아침과 저녁에 현미죽을 먹고(부식은 동일) 점심은 거른다.

보식으로 위장이 활동하기 시작하면 식욕이 맹렬하게 솟구쳐 단식 때보다 더 심한 공복감을 느낀다. 그러나 이때 식욕대로 먹어서는 안 된다. 많은 사람들이 단식기간보다 보식기간이 힘들다고 말한다. 단식에 실패하는 사람은 보식 방법이 잘못되었거나 단식 중에 몰래 다른 음식을 먹기 때문이다. 철저하게 조금씩 식사량을 늘려나가는 것이 중요하다.

단식코스가 일주일인 사람은 이틀의 보식이 끝나면 3일째부터는 일반식으로 돌아가지만, 열흘 코스인 경우는 보식기간이 하루 더 있다. 열흘 코스의 보식 3일째는 현미밥 5분의 3 공기를 하루 두 차례 먹는다. 부식으로 된장국, 매실 장아찌, 무 간 것, 낫토나 물두부를 소량 먹는다.

이처럼 단식이 끝나면 식사량을 서서히 원래대로 되돌린다. 반복해서 강조하지만, 잘 씹지 않고 급하게 먹거나 과식을 하거나 보식기간을 짧게 하면 복통이나 설사, 구토 때로는 장폐색증(장이 막혀 내용물이 정체되는 질환)을 일으키는 경우도 있다. 따라서 '당근사과주스 단식'이라도 혼자서 마음대로 단식하지 않도록 한다.

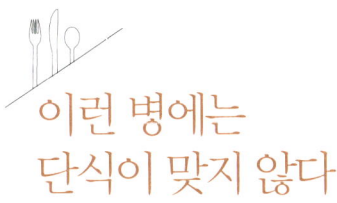

# 이런 병에는 단식이 맞지 않다

단식요법은 지금까지 이야기한 바와 같이 여러 가지 병에 효과적인 방법이다. 그러나 단식이 만병통치는 아니다. 다음과 같은 상태거나 증상이 있는 사람은 단식이 오히려 건강을 해치는 경우도 있으므로 주의하도록 한다.

- 결핵이나 암 말기, 이미 상당히 진행된 당뇨병 등으로 심각하게 쇠약해진 사람
- 급성충수염, 급성복증(급격히 일어나는 복통) 등으로 즉시 수술이 필요한 경우
- 체중이 남성은 40kg 이하, 여성은 35kg 이하인 경우
- 위·십이지궤양, 궤양성대장염 등으로 출혈이 아주 심한 상태

- 협심증, 심근경색, 부정맥 등으로 약을 복용 중인 사람
- 활동성간염(B형 간염, C형 간염)인 사람
- 자궁근종이나 난소낭종의 크기가 큰 경우
- 수유 중인 산모
- 정신병으로 치료를 의식하지 못하는 사람이나 치매가 진행된 사람
- 스테로이드호르몬제나 항우울제를 복용하는 사람 중에서 복용을 중지하면 위험한 경우
- 임신 중(단, 입덧으로 구역질이 나는 경우 2, 3일은 가능)

또한 다음과 같은 질환의 경우는 효과를 기대할 수 없다.

- 말기암
- 뇌졸중에 의한 마비
- 신부전
- 인슐린 주사를 맞기 시작하고 5년 이상 경과한 당뇨병
- 마비성 질환
- 관절 경직이 5년 이상 지속된 경우
- 발병 후 5년 이상 경과한 정신분열증
- 완전히 듣지 못하거나 볼 수 없는 경우

이처럼 단식으로 효과를 볼 수 없는 경우나 단식은 피하는 편이 좋은 경우도 있다. 따라서 며칠 이상 단식하는 경우는 혼자서 마음대로 하지 말고 의사와 상담을 하거나 제대로 된 단식요양소에서 실시하도록 한다.

4장

# 세 끼 식단
# 새로
# 세팅하기

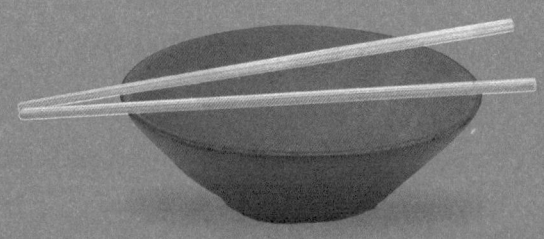

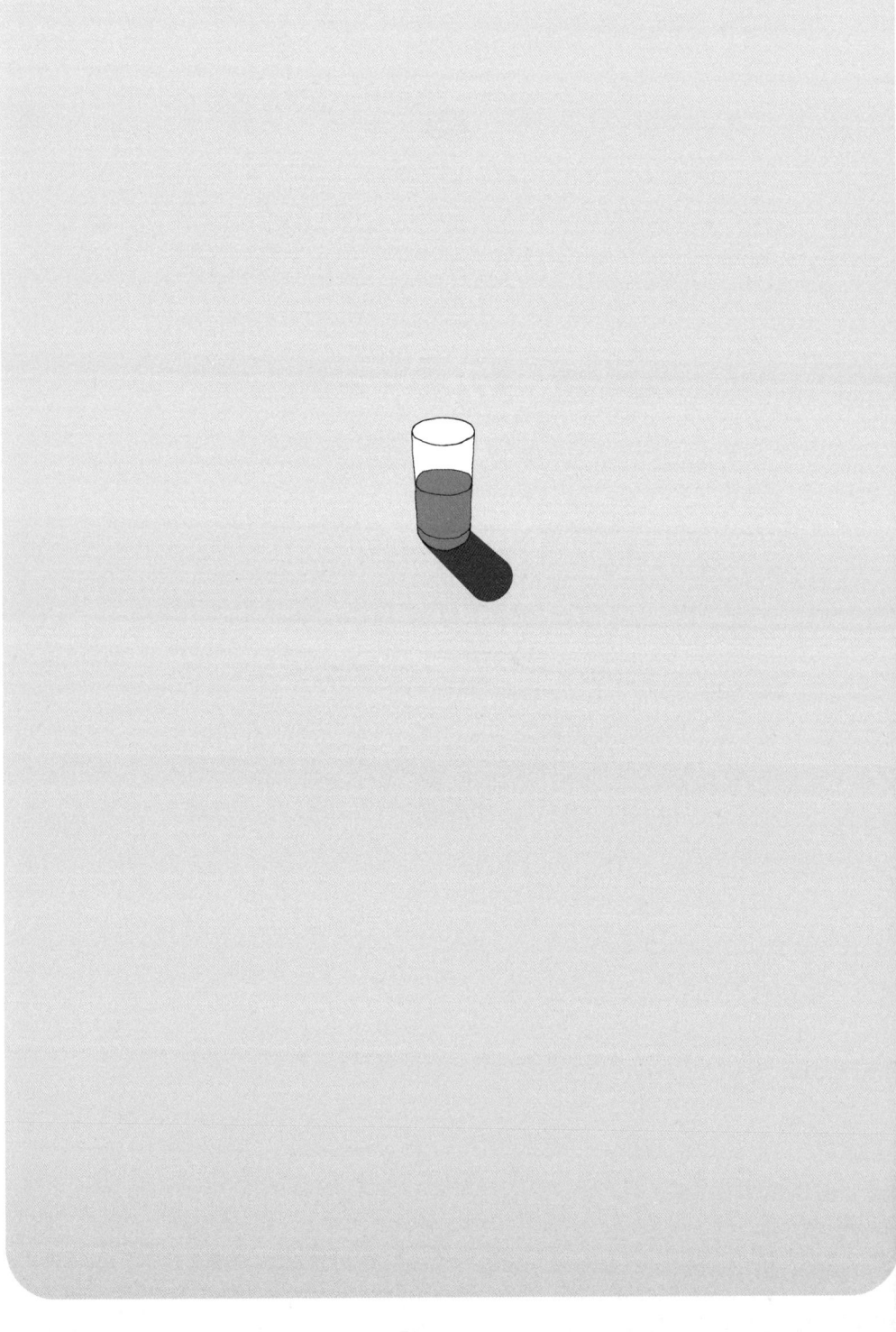

# 아침식사가 관건이다

이번 장에서는 큰 병을 앓고 있는 것은 아니지만 늘 몸 상태가 좋지 않거나 약을 먹으면서 일상생활을 하는 외래환자들을 대상으로 지도하고 있는 '아침 다이어트' 방법과 그 효과에 대해 설명하고자 한다.

환자가 병원에 찾아오면 일단 혈압, 체온, 맥박을 재고 소변과 혈액을 채취해서 검사한다. 이것은 다른 병원과 마찬가지다.

하지만 우리 병원이 다른 병원과 다른 점은 환자를 자세히 관찰하고 문진(환자의 병력 및 발병 시기, 경과 따위를 묻는 일)과 촉진(환자의 몸을 손으로 만져서 진단하는 일)을 정성스럽게 한다는 점이다. 예를 들어 간에 문제가 있는 환자는 간이 위치한 곳(좌우 복부)이, 산부인과 계통의 문제가 있는 사람은 하복부의 체온이 낮다. 그 부분의 혈행이 정체되어 있기 때문에 장애가 발생하는 것이다.

따라서 이 경우는 부작용이 있는 약을 처방하지 않고 혈액이 우리 몸 구석구석까지 원활하게 흐를 수 있도록 생활습관을 지도한다. 예를 들어 노폐물과 독소를 배출시키는 식사법을 지도함으로써 자연치유력을 높이는 것이다.

또한 암이 어느 정도 진행되면 누구나 예외 없이 숨을 내쉴 때 심한 악취가 난다. 혈액 속의 독소가 폐를 통해 배출되기 때문이다. 만약 자신의 구취나 체취가 심하다면 암에 걸릴 가능성이 그렇지 않은 사람보다 높다고 생각할 수 있다.

이러한 질병이나 컨디션 불량은 지금까지 계속 설명한 바와 같이 과식이 주요 원인이다. 하루 세 끼 식사를 당연하게 여긴다면 아무래도 과식을 하기 쉽다.

특히 아침식사는 현대인에게 불필요하다. 농사를 짓던 시대에는 해질 무렵에 저녁을 먹고 어두워지면 잠자리에 들어, 다음날 아침 해가 솟아오르면 일어나 한바탕 일을 한 뒤에 아침밥을 먹었다. 농사일이 아니라도 대부분 아침식사 전에 하루 일을 시작했다. 따라서 아침 일이 끝나면 공복감을 느낄 수밖에 없었고, 아침식사는 건강을 유지하기 위해서도 중요한 부분이었다.

그러나 지금은 대부분 회사에서 일을 하기 때문에 저녁식사 시간이 늦어지고 그에 따라 수면시간도 부족해지기 십상이다. 이러한 생활을 하는 사람이 일어나자마자 식욕이 있을 리가 없다. 일어나서 매일 1시간가량 운동이나 노동을 하는 사람이 아니라면 일어나자마자 위장에 음식물을 흘려보내는 것은 결코 몸에 좋지 않다. 음식물을 소화시키기 위해 혈액이 위장에 몰리고 뇌나 손발의 근육으로 흐르는 혈액은 줄어들기 때문에 졸리고 의욕이 없으며 몸이 나른해진다.

따라서 먹을 기분이 들지 않는 사람은 아침식사를 하지 않는 것이 좋다. 본능이 먹고 싶어 하지 않으므로 굳이 먹을 필요가 없다. 여기서 본능이란 생명력, 자연치유력을 말한다.

아침에 식욕이 있는 사람이라도 비만, 고지혈증, 지방간, 당뇨병, 통풍, 암 등 영양이 지나쳐서 발생한 병이 있는 사람은 먹지 않는 편이 좋다. 이 경우는 아침을 먹지 않고 공복력을 기르는 것이 건강 회복을 위한 지름길이다.

# 이시하라식 아침 다이어트

아침식사는 영어로 'breakfast'다. 이 말의 어원은 단식(fast)을 중단한다(break)는 뜻에서 왔다. 전날 저녁식사 이후부터 잠자는 중에는 아무것도 먹지 않고(단식) 있다가 가장 먼저 먹는(단식을 그만둠) 식사가 아침식사라는 의미다.

이렇게 생각하면 아침식사는 단식을 끝내고 처음으로 먹는 첫 번째 '보식'과 똑같아야 한다. 앞 장에서 이야기한 바와 같이 단식 후에는 갑자기 일반식을 먹어서는 안 된다. 가벼운 식사부터 시작해서 서서히 보통 식사로 돌아간다. 만약 첫 번째 보식 때 일반식을 먹는다면 구토, 설사, 복통 등이 일어나고 심할 경우에는 장폐색증을 일으킨다.

이와 마찬가지로 아침식사는 밤 동안 계속된 단식 후 첫 번째 식사이므로 보통은 식욕이 없는 상태에서 먹게 된다. 따라서 식욕이 없는 사람은 무리해서 억지로 먹을 필요가 없다. 아침에 식욕이 있는 경우라도 가볍게 먹는 편이 좋다.

요즘에는 너 나 할 것 없이 아침을 거르면 몸에 나쁘기 때문에 아침은 꼭 먹어야 한다고 이야기한다. 아침은 반드시 먹어야 한다고 주장하는 학자나 연구자들은 뇌를 비롯한 우리 몸의 장기가 활동하기 위해서는 당분이 필요하다는 점을 이유로 들고 있다.

물론 당분이 부족(저혈당 상태)하면 온몸이 나른해지고 뇌가 제대로 활동하지 않는다. 따라서 '아침 다이어트'에서는 당근사과주스를 마시도록 한다. 아침식사로 자연 그대로의 포도당과 과당을 충분히 함유한 당근사과주스를 마시면 아침 다이어트로 인한 문제가 모두 해결되기 때문이다.

회사 경영자들의 모임에 강연자로 초대되었을 때 이 이야기를 하자 한 사람이 자신의 경험담을 들려주었다. 예전에는 아침에 식욕이 없어 차 한 잔만 마시고 출근했다고 한다. 그래도 아무런 문제 없이 업무에 전념할 수 있었다. 그런데 60세가 지날 무렵부터 건강을 위해서는 아침식사가 중요하다는 부인의 권유에 따라 무리해서 아침을 먹기 시작했다. 그러자 오전 중에 권태감을 느끼고 조는 일이 많아졌다고 한다.

우리가 음식을 먹으면 음식을 소화시키기 위해 혈액이 위장에 몰린다. 따라서 다른 조직으로 흐르는 혈액은 줄어든다. 그 결과 졸음이 오거나 나른함을 느끼는 것이다. 성장기를 끝낸 연령이라면 아침은 먹지 않거나 먹더라도 아주 가볍게 끝내는 편이 좋다.

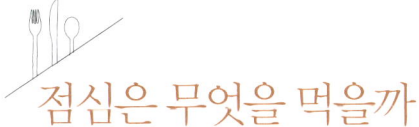
# 점심은 무엇을 먹을까

우리 병원에서는 환자들에게 점심 메뉴로 메밀국수를 권하고 있다. 메밀은 철분, 칼슘 등의 미네랄과 비타민B1, B2 함유량이 많고 8종류의 필수아미노산을 전부 포함한 질 좋은 단백질과 전분, 그리고 혈관을 강화시켜 뇌졸중을 방지하는 루틴(비타민P)까지 함유된 엄청난 건강식품이다.

음양론에서는 추운 지역에서 나는 식물은 몸을 따뜻하게 하는 작용을 하며, 붉은색, 검은색, 오렌지색과 같이 따뜻한 느낌의 색을 띠는 식물도 보온작용이 있다고 한다. 메밀 산지는 한랭지이므로 메밀은 몸을 따뜻하게 하는 작용을 한다. 몸을 따뜻하게 하고 체온을 높이는 것이 얼마나 중요한지는 이미 앞에서 설명한 대로다.

메밀국수는 김만 뿌려서 먹는 것도 좋지만, 마와 대파를 넉넉히 넣어 먹으면 건강에 한층 더 좋다. 마에는 디아스타제, 아밀라아제 등 여러 효소가 풍부하게 함유되어 있는데, 이런 효소는 위장의 활동을 돕고 소화와 흡수를 촉진한다.

메밀국수 대신 시리얼이나 파스타도 괜찮은데, 굳이 말하지 않아도 알겠지만 도정하지 않은 옥수수 시리얼이나 통밀 파스타가 좋다. 시리얼은 우유보다 두유와 함께 먹도록 한다.

파스타도 칼로리가 높고 소화가 잘 안 되는 크림소스나 동물성 단백질은 절대로 피하고 채소를 많이 넣는다. 가볍게 샌드위치로 끝내는 경우도 통밀 빵으로 하고, 햄과 같은 동물성식품은 하루 식사량의 10분의 1을 넘지 않도록 한다.

한 가지 주의해야 할 점은 아침을 굶어서 배가 고프다는 이유로 과식을 해서는 안 된다는 것이다. '아침 다이어트' 후의 점심식사는 단식 후 첫 번째 보식과 같다는 것을 명심하고 조금 모자란 듯이 먹도록 한다.

# 저녁은 무엇을 먹을까

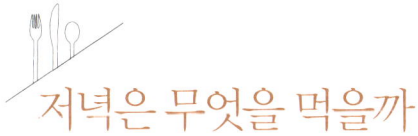

하루 식품 섭취량 비율인 '곡물6 : 채소와 과일3 : 동물성식품1'을 지키는 한 아침과 점심에만 주의하면 저녁은 무엇을 먹든지 상관없다.

단, 이왕 먹을 바에는 체내의 노폐물을 배출하는 데 더욱 효과적인 메뉴로 하는 편이 좋다. 따라서 흰쌀보다는 현미, 여기에 밤, 귀리, 보리, 피 등의 잡곡을 섞으면 더욱 이상적이다. 현미는 각종 비타민과 미네랄, 리놀산 등 질 좋은 식물성지방이나 식물성단백질을 함유하고 있고, 배설작용이 뛰어난 식이섬유가 상당히 풍부하다.

현미에는 검은깨소금(검은깨 8~9에 굵은소금 1~2의 배합으로 프라이팬에 가볍게 볶는다)을 뿌려 먹으면 더욱 좋다. 깨는 고대부터 불로장생 식품으로 귀하게 여겨 왔으며 필수아미노산이 많이 함유되어 있다. 또한 100g 중에서 50g이나 차지하는 각종 불포화지방산과 칼슘, 철 등의 미네랄, 비타민 B1과 레시틴, 항암물질인 세사미놀 등이 들어 있다. 뿐만 아니라 검은깨는 몸을 따뜻하게 해서 위장활동을 활발히 하고 배설작용에도 뛰어난 효과가 있다. 현미가 입에 맞지 않는 사람은 흰쌀에 검은깨소금을 뿌려 먹어도 충분히 효과적이다.

중요한 것은 천천히 '꼭꼭 씹어' 먹는 것이다.

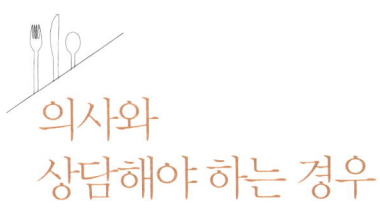

# 의사와 상담해야 하는 경우

아침을 당근사과주스만으로 하고 점심을 가볍게 먹는 '아침 다이어트'나 아침과 점심 모두 주스만 마시고 저녁을 가볍게 먹는 '두 끼 다이어트', 하루 동안 주스와 생강홍차만 마시는 '하루 단식' 등은 일단 위험한 사고는 발생하지 않는다.

만에 하나 식은땀, 손발 떨림, 격렬한 두근거림, 격렬한 복통, 정신을 잃을 것 같은 느낌이 들면 '저혈당' 증상이므로, 벌꿀, 흑설탕이 들어간 홍차나 흑사탕 등을 먹으면 도움이 될 것이다. 그래도 나아지지 않는다면 의사를 찾아가도록 한다.

아침 다이어트나 하루단식을 할 때 약을 상용하는 사람은 각별한 주의가 필요하다. 심장병 약, 스테로이드호르몬제, 혈압강하제 등을 의사와 상담하지 않고 멋대로 중지하는 것은 좋지 않다. 원칙적으로는 평소대로 복용하는 것이 좋다.

그러나 당뇨병 약(혈당강하제)을 평소대로 복용하면 저혈당을 일으켜 돌이킬 수 없는 결과를 초래할 수 있으므로 미리 의사와 상담한다.

고지혈증, 위장, 통풍 등의 약은 '아침 다이어트' 중에는 복용하지 않아도 좋다. 음식을 먹지 않으면 그러한 병을 일으키는 '원인'이 들어오지 않기 때문이다.

한편 하루단식을 이틀 이상 하고 싶은 사람은 전문가가 있는 시설에서 하도록 한다. 만에 하나 이상증상이 나타났을 때 전문가의 도움을 받지 않으면 위험해지는 경우도 있기 때문이다. 병을 앓고 있는 사람이 주의해야 할 사항은 앞 장에서 설명했으므로 참조하기 바란다.

아침 다이어트를 하면서 한 번씩 하루단식에 도전하는 것만으로도 충분한 효과가 있으므로 혼자서 할 때는 하루단식까지로 한다.

### 공복력을 기르는 1일 메뉴

| | |
|---|---|
| 아침 | 먹지 않거나<br>차에 매실 장아찌 또는 당근사과주스 1~2잔 또는 생강홍차 1~2잔 |
| 점심 | 메밀국수(대파와 무즙을 넉넉히 넣는다. 마를 첨가해도 좋다)<br>피자나 파스타(타바스코를 충분히 뿌린다)<br>그 외 가벼운 식사 |
| 저녁 | 술을 포함해서 무엇이든 가능<br>(낮에 배가 고프거나 목이 마를 때는 생강홍차를 적당량 마신다) |

# 6개월간
## 14kg 감량하다

아침 다이어트로 체중 감량에 성공하고 건강해진 T씨의 편지를 소개한다.

저는 업무상 밤에 술자리가 잦고 스스로 알아차리지 못한 채 폭음 폭식을 반복하고 있었습니다. 그 당시는 극도의 비만으로, 똑바로 서서 아래를 내려다보면 배 때문에 발끝이 보이지 않는 상태였습니다. 신장은 171cm, 당시 체중은 88kg이었죠.

혈액검사에서 항상 총 콜레스테롤이나 중성지방 측정치가 높아 고지혈증이라는 진단을 받았습니다. 수치를 낮추는 약을 복용하고 있었지만 약을 중단하면 즉시 악화되는 상태였죠.

이런 나의 인생을 극적으로 바꾼 것이 바로 당근사과주스와의 만

남이었습니다. 이시하라 선생님의 저서에 감명을 받고 단식요양소에서 '당근사과주스 단식'을 체험한 상사가 아침 대신 주스를 마시는 '아침 다이어트'를 제게 권해주었습니다.

저는 즉시 이시하라 선생님의 병원을 찾아가 지도를 받은 뒤 다이어트를 목적으로 2002년 1월 10일부터 당근사과주스를 마시기 시작했습니다. 처음 두 달은 두드러지는 변화가 없었습니다. 그러나 주스의 이뇨작용 때문인지 소변을 누는 횟수가 급격히 증가했습니다.

석 달째부터 아침식사로 주스만 마시는 것이 몸에 배기 시작했고, 체중도 줄기 시작했습니다. 그 결과 여섯 달 만에 약 14kg이 감량되었습니다. 이 시기부터 출근 전에 조깅을 시작해 여섯 달 후에는 다시 4kg 감량, 아침 다이어트를 시작하고 1년 만에 총 18kg이 감량되었고 근육질의 탄탄한 몸으로 변신했습니다. 제 모습을 보고 주치의가 깜짝 놀랐습니다.

전에는 약을 복용해도 정상치까지 내려가지 않던 중성지방 수치가 정상치가 되었고, 좋은 콜레스테롤이 늘어났으며 그 외 모든 수치가 정상치로 돌아왔습니다.

살이 쪘을 때는 감기에도 자주 걸렸습니다(1년에 10회 정도로 예상). 그러나 지금은 가족이나 회사 동료가 감기에 걸려도 저는 거의 옮지 않습니다. 감기기운이 있다고 느낄 때는 땀을 충분히 흘리는 목욕법으로 몸을 따뜻하게 하면 그 다음날 가뿐하게 눈을 뜹니다. 주스 덕분에 면역력과 자연치유력이 높아져서 그렇다고 생각합니다.

그리고 신기한 일이 또 한 가지 있습니다. 아침에 주스만 마시기 시작한 후부터 수분 섭취량이 놀랄 정도로 줄어든 것입니다. 이전에는 회사에 있는 약 10시간 동안 500cc 우롱차를 4, 5병이나 마셨습니다. 집에 돌아온 뒤에도 비슷한 양의 수분을 섭취했으니까 하루 수분 섭취량이 3리터가 넘었던 셈이죠. 하지만 지금은 아침에 마시는 주스를 포함해도 하루에 1.5리터도 안 되는 수분을 섭취하고 있습니다.

저는 당근사과주스 덕분에 건강을 완전히 회복했고 이러한 경험을 친구나 친척들에게 이야기하고 있습니다. 제 권유로 당근사과주스 다이어트를 시작한 사람은 모두 건강상태가 좋아지고 날씬해져서 제게 고마워합니다. 저 또한 이시하라 선생님과 만나게 된 행운에 감사드립니다. 그리고 앞으로도 당근사과주스로 건강을 유지해 나갈 생각입니다. 선생님, 정말 고맙습니다.

2004년 7월 6일 T

T씨는 단식 후 심각한 고콜레스테롤혈증과 고중성지방혈증이 개선되고 반대로 동맥경화를 방지하는 좋은 콜레스테롤(HDL) 수치가 상승했다. 또한 요잠혈(소변에서 혈액이 검출되는 증상)은 신장에 이상이 있다는 신호인데, 단식 1년 후에는 음성화되어 신장의 이상이 개선되었음을 알 수 있었다.

얼마 전에 T씨를 만났더니 다른 사람으로 착각할 만큼 용모가 변해 깜짝 놀랐다. 3년 전 그는 뚱뚱하게 살이 찌고 목도 짧고 옷은 몸에 너무 끼고 행동도 부자연스러웠다. 그러나 지금은 탄탄한 몸에 몸놀림도 가벼워 이미 50세가 가까운 나이지만 마치 젊은 청년처럼 느껴졌다.

이러한 '변화'는 아침은 당근사과주스, 점심은 가볍게 메밀국수, 저녁은 술까지 포함해서 원하는 것이라면 무엇이든지 먹을 수 있는 '아침 다이어트'가 가져다 준 것이다.

T씨는 내게 "이 건강법을 부담 없이 지속할 수 있었던 것은 저녁에는 뭐든지 먹을 수 있고 마실 수 있기 때문"이라고 말했다. 저녁 식사가 기대되고 즐겁기 때문에 점심이 조금 부족하더라도 스트레스 없이 견딜 수 있고 오래 지속할 수 있는 것이다.

'아침 다이어트'는 누구나 할 수 있는 '공복력' 활용법이다.

## 5장

# 몸을 따뜻하게 하면 병이 낫는다

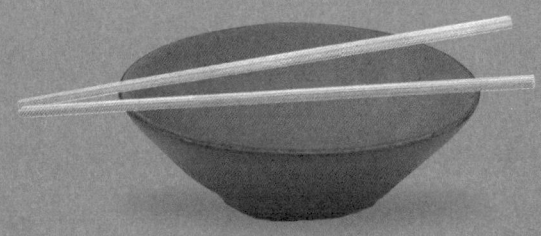

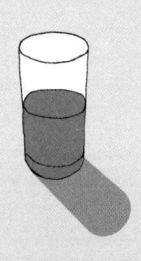

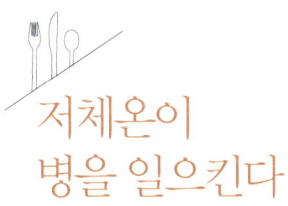
# 저체온이
# 병을 일으킨다

　현대인은 체온이 낮은 사람이 많다. 우리 몸은 36.5~37도의 체온에서 가장 활발하게 활동할 수 있도록 되어 있는데, 최근에는 35도대 저체온인 사람이 상당히 많아지고 있다.

　수분 과다섭취, 얇은 옷, 냉방 등 현대인의 생활습관이나 환경에는 냉증을 유발하는 요인이 많다. 냉증은 혈액을 탁하게 한다. 과식, 과음과 함께 냉증도 병을 일으키는 원인인 것이다. 실제로도 병을 앓고 있는 사람은 체온이 낮다.

　현대인의 모든 질병은 '체온 저하'로 인해 일어난다고 해도 과언이 아니다. 암이 발생하는 것도 체온 저하와 크게 관계가 있다. 실제로 다양한 연령의 암환자를 대상으로 체온을 측정해 보면 대부분이 저체온이다.

이 장에서는 냉증에 초점을 맞춰서 이야기를 전개해나가고자 한다. 앞에서도 여러 차례 이야기했듯이 단식을 하면 체온이 올라가기 때문에 냉증도 단식으로 해결할 수 있다. 공복력은 체온을 높이는 데도 효과적이다.

요즘에는 몸을 차게 하는 요인이 주변에 넘쳐나므로 식사나 운동에 유념해서 의식적으로 몸을 따뜻하게 하고 체온을 높이는 것이 중요하다. 몸을 따뜻하게 하는 것은 어려운 일이 아니다. 사소한 평소 습관으로 충분히 가능하다.

무엇보다 운동을 하면 몸이 따뜻해진다. 아울러 몸을 차게 하는 식품과 따뜻하게 하는 식품을 알아두고 어떤 것을 먹어야 좋을지를 항상 생각한다. 또한 이즈 단식요양소에서는 각 방에 뜨거운 생강탕과 흑설탕을 준비해 놓고 있는데, 생강과 홍차는 몸을 따뜻하게 하는 효과가 있다. 이처럼 몸을 따뜻하게 하는 음료수를 가까운 곳에 준비해두고 목이 마를 때 마시는 것도 좋은 방법이다.

이 장에서는 평소 생활에서 간단하고도 효과적으로 몸을 따뜻하게 할 수 있는 방법에 대해 소개한다. 지금 당장 할 수 있는 것부터 실행한다면 빠른 사람은 일주일 만에 효과를 실감할 수 있을 것이다.

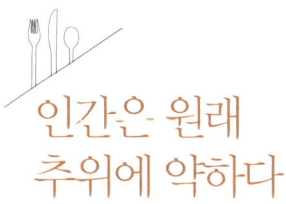
# 인간은 원래
# 추위에 약하다

인간은 300만 년 전에 아프리카 대륙의 유인원에서 갈라져 나온 것으로 보고 있다. 그리고 체모가 없기 때문에 열대지역에서 발생했다고 추측하고 있다. 따라서 더위에 견디기 위한 체온조절기관은 있지만 추위에 대한 특별한 기능은 가지고 있지 않기 때문에, 추위에 약하고 몸이 차가워지면 여러 가지 병에 쉽게 걸린다.

또한 겨울에는 감기나 폐렴, 뇌졸중, 심근경색, 고혈압 등의 순환기질환이나 암, 신장병, 당뇨병, 교원병(만성 관절 류머티즘, 피부근염, 다발성 동맥염과 같이 피부, 힘줄, 관절 등의 결합조직이 변성되어 교원섬유가 늘어나는 병) 등으로 인한 사망률이 높아진다. 하루 중 사망률이 가장 높은 시간 역시 바깥 기온이나 체온이 가장 낮아지는 오전 3~5시이며, 천식발작도 이때 가장 심해진다. 일어나서 한

두 시간 동안은 건강한 사람이라도 기운이 나지 않거나 몸이 마음대로 움직이지 않는다. 이러한 현상은 전부 체온 변화와 크게 관계가 있다.

체온은 새벽녘에 가장 낮아졌다가 오후 5시 정도까지 서서히 올라간다. 체온이 가장 높은 때는 보통 오후 2시부터 8시 사이다.

인간의 몸은 일종의 '열기관'처럼 움직이고 있기 때문에 체온은 인간의 건강이나 생명에 아주 중요한 요소다. 체온은 우리가 먹은 음식물이 체내에서 연소될 때 생산된다. 쉬거나 잠을 잘 때 생산되는 열은 골격근(근육)에서 약 22퍼센트, 간에서 약 20퍼센트, 뇌에서 약 18퍼센트, 심장에서 약 11퍼센트, 신장에서 약 7퍼센트, 피부에서 약 5퍼센트, 기타 기관에서 약 17퍼센트다. 그러나 몸을 움직이면 근육에서 생산되는 열량이 늘어나 몸에 근육이 많은 사람의 경우 전체 열량의 약 80퍼센트나 차지하게 된다. 따라서 체온을 높여 냉증을 개선하고 병을 예방하기 위해서는 근육운동이 무엇보다 중요하다.

# 체온이 올라가면
# 면역력이 좋아진다

앞에서도 이야기했듯이 면역력이라고 할 수 있는 백혈구의 활동은 체온에 영향을 받는다. 예를 들어 감기나 폐렴에 걸리면 열이 나고 식욕이 사라진다. 동양의학에서는 이 두 가지 반응을 병을 고치려는 자연치유 반응으로 본다. 식욕부진은 병을 치료하는 데 혈액이 많이 사용되기 때문에 위장에 혈액을 보내지 않아도 되도록 몸이 반응하는 것이며, 발열은 노폐물을 연소시켜 혈액을 정화하고 있는 결과라고 본다. 따라서 몸의 자연치유력을 발휘하기 위한 자연스러운 반응으로 간주한다.

이때 혈액을 정화시켜주는 것이 바로 '백혈구'다. 백혈구는 세균이나 병균, 노폐물 등을 먹어치움으로써 면역력을 높여 인체를 방어하는데, 백혈구의 활동이 활발해지는 것은 체온이 높을 때다. 체온은 운동이나 목욕 후는 물론 공복으로 혈당치가 내려갔을 때도 상승한다. 따라서 하루 한 끼 또는 두 끼를 단식해서 공복 시간을 길게 가지거나 목욕이나 사우나 등으로 몸을 따뜻하게 하면 체온이 상승하고 면역력도 높아진다. 반대로 체온이 낮을 때나 식후에 혈당치가 올라갔을 때는 백혈구의 활동이 약해진다.

  백혈구가 가장 활발하게 활동하는 체온은 37~40도이므로, 병에 걸렸을 때 체온이 37도 이상이 되고 식욕이 없어지는 것은 백혈구의 활동이 활발해지는 환경을 우리 몸이 만들고 있기 때문이다. 그런데 서양의학에서는 약으로 열을 진정시키고 환자에게 밥을 더 먹으라고 말한다. 서양의학은 인간의 자연치유력을 가볍게 보고 병원균을 약으로 제압하는 것이 의료라고 생각하기 때문이다. 이것은 곧 인간이 가지고 있는 면역력을 억누르는 것이다.

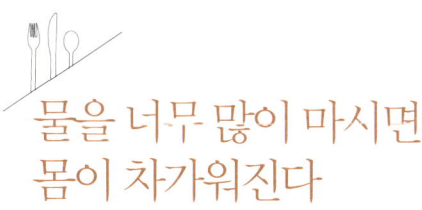

# 물을 너무 많이 마시면
# 몸이 차가워진다

　　현대인의 몸을 더욱 차게 하는 원인 중 한 가지는 수분을 지나치게 섭취하는 것이다. 서양의학에서는 혈액을 잘 흐르게 하고 혈전이 생기는 것을 방지하기 위해 매일 많은 양의 수분을 섭취하도록 지도하고 있다. 이 때문에 현대인은 수분을 많이 섭취하려고 한다.

　일본인의 사망원인 2위(심근경색을 중심으로 하는 심장질환으로 연간 약 17만 명, 한국의 경우 뇌혈관 질환), 3위(뇌경색을 중심으로 하는 뇌졸중으로 약 13만 명, 한국의 경우 심장질환)의 원인이 혈전증이기 때문이다.

　물론 체중의 60퍼센트 이상을 차지하는 수분은 생명과 건강을 유지하는 데 가장 중요한 요소임에 틀림이 없다. 공기와 물만 있으면 음식물이 없어도 30일은 살 수 있지만, 물이 없으면 3일 만에 죽는다는 말이 있을 정도다. 식물도 물이 부족하면 말라서 죽는다.

그러나 물이 지나치게 많으면 식물은 뿌리가 썩어서 말라 죽고 만다. 마찬가지로 인간의 몸도 체내에 수분이 지나치게 많으면 여러 가지 문제가 발생한다.

동양의학에서는 2천 년 전부터 '수독(水毒)'이라는 말을 쓰고 있듯이 지나친 수분은 독으로 간주한다. 운동으로 땀을 흘리고 나서 상쾌함을 느끼는 이유는 몸속의 필요 없는 수분이 몸 밖으로 배출되었기 때문이다.

참고로 현대 서양의학에서는 이것을 교감신경의 긴장이 풀리고 부교감신경의 활동이 우위가 되어 안정상태가 되었기 때문으로 본다. 그러면 뇌에서 $\beta$-엔도르핀 등의 쾌감물질이 분비되고 정신이 매우 안정된 상태일 때 나오는 알파파가 발생해 혈액 속의 NK세포(암세포 등을 공격하는 세포)가 활성화되고 면역력이 강해진다는 메커니즘으로 설명한다.

사우나를 할 때 땀으로 많은 양의 수분을 몸 밖으로 배출하면 뭐라 말할 수 없는 상쾌함이 느껴지는 것도 이와 같은 경우다. 인간의 생명과 건강에 가장 중요한 수분이 배출될 때 심신에 모두 유용한 작용이 일어나고 개운함을 느끼는 것이다.

반대로 수분을 지나치게 섭취하면 어떻게 될까? 수분이 땀이나 소변으로 충분히 배출되지 않으면 문제가 발생한다. 불필요한 수분은 체내에 조금씩 쌓이면서 여러 가지 장애를 일으킨다. 그런데 현대 서양의학에서는 이러한 장애에 대해 다루고 있지 않다.

비가 오면 류머티즘이나 신경통이 심해진다. 그리고 비를 맞으면 몸이 차가워진다. 냉방이 잘 된 실내에 장시간 있으면 두통이나 요통이 생기는 사람이 있다. 이처럼 물과 냉증과 통증은 서로 연관되어 있다.

몸이 차가워지면 우리 몸은 여러 가지 반응을 일으켜 몸을 따뜻하게 하려고 한다. 몸속에 불필요하게 남아도는 수분은 몸을 차갑게 하는 요인이 되므로, 우리 몸은 수분을 버리고 몸을 보온하려는 메커니즘을 작동시킨다. 예를 들어 차게 자면 설사를 일으키고 추우면 재채기를 하거나 콧물이 나오고 소변을 자주 눈다. 온도가 낮은 바다나 수영장에 들어가면 갑자기 요의를 느끼는 것은 전부 여분의 수분을 배출하려는 몸의 반응이다.

현대인은 많이 움직이지도 않는데 수분을 지나치게 섭취하는 경향이 있다. 목이 마르지 않아도 아무 생각 없이 습관적으로 차나 커피, 콜라, 미네랄워터 등을 마신다. 이렇게 몸속에 불필요한 수분이 많아지면 몸이 차가워지고 혈관이 경직해서 혈행이 나빠지고 대사 기능이 떨어진다. 그러면 두통, 현기증, 이명, 불안, 불면, 우울증 등 여러 가지 증상이 나타난다.

알레르기로 인한 재채기, 콧물, 눈물 등은 여분의 수분이 배출되는 현상이다. 묽은 가래로 수분을 배출하는 현상이 천식이며, 수분과 독소를 습진 형태로 방출하는 현상이 아토피다. 이 외에도 여러 가지 현상이 있는데, 동양의학에서는 이러한 현상을 지나친 수분 섭취로 인해 체온이 저하되고 그로 인해 수분 대사가 정체되어 일어나는 '수독' 증상으로 본다.

우리 몸은 이러한 수독을 자연스럽게 치유하려고 한다. 재채기나 콧물 등 여러 가지 반응을 일으킴으로써 우리 몸은 냉증의 원인인 여분의 수분을 버리고 몸을 따뜻하게 해 병을 예방하고 치료하려고 한다.

하지만 서양의학에서는 이러한 증상을 나쁜 것으로 간주하고 증상을 억누르려고 한다. 예를 들어 서양의학에서는 진통제를 자주 처방한다. 진통제를 먹으면 일시적으로 통증이 진정되지만 대부분의 진통제는 해열작용도 하기 때문에 몸을 차게 한다. 이것이 또 다른 증상의 원인이 되면서 악순환이 시작된다. 증상을 억누를 뿐 원인은 제거하지 않았기 때문이다.

## 지나친 수분 섭취로 인해
## 생기는 무서운 병

심장에 문제가 생겨 온몸에 충분히 혈액이 공급되지 않으면, 신장의 기능도 떨어져 소변이 제대로 나오지 않고 온몸이 부어오른다(신부전). 이것은 체내에 수분이 정체되어 있기 때문이다. 그 결과 폐수종(폐에 물이 차는 현상), 간장비대 등의 장애가 발생한다.

이러한 신부전에 사용되는 약은 소변을 잘 나오게 하는 이뇨제다. 이처럼 서양의학에서도 체내에 수분이 남아돌 경우 문제가 발생한다는 것을 알고 있으면서도 물을 많이 마시도록 장려하고 있다. 지나친 수분 섭취가 몸에 있어서는 독이라는 사실을 모르기 때문이다. 서양의학에는 '수독'이라는 개념이 없는 것이다.

예전에 내게 진찰을 받은 적이 있는 환자가 얼마 전에 뇌일혈(뇌의 동맥이 터져서 뇌 속에 혈액이 넘쳐흐르는 상태)로 입원을 하게 되었다. 뇌일혈을 일으킨 이유가 궁금해 이것저것 문진을 한 결과 '혈전을 예방하기 위해 매일 6리터의 물을 오랜 기간 마셔왔다'는 사실을 알게 되었다.

이 이야기를 듣고 나는 깜짝 놀랐다. 이 경우는 '수분 과다 섭취 → 혈액량 증가 → 냉증 → 혈관수축 → 고혈압'이 되어 뇌일혈을 일으킨 것이다.

또한 간기능 검사 항목에는 감마 GPT라는 검사 항목이 있다. 감마 GPT의 정상범위는 60 이내. 수치가 60을 넘으면 평소에 술을 과음하고 있다고 해석해 '술을 삼가지 않으면 알코올성 간염이나 지방간이 되어 결국은 간경변증이 될 것'으로 본다.

물론 해석대로 감마 GPT 수치가 60을 넘는 사람은 대부분 평소에 과음을 하고 있다. 그러나 그 중에는 술을 전혀 입에도 대지 않는 사람도 있다. 이들의 생활을 살펴보면 평소에 차나 커피, 주스 등의 수분을 지나치게 섭취하고 있음을 알 수 있다.

수분을 지나치게 섭취하면 간에서 장으로 흘러가는 담즙의 양도 많아져 그 흐름이 나빠지기 때문에 감마 GPT가 상승한다. 얼마 전에도 혈액검사에서 감마 GPT 수치가 높게 나온 류머티즘 환자가 "술을 마시지 않는다"고 담당의사에게 말했지만 전혀 믿어주지 않았다고 불평한 적이 있었다.

감마 GPT 수치가 높은 것은 몸속에 물이 정체되어 있음을 나타낸다. 따라서 과음이나 지나친 수분 섭취로 감마 GPT 수치가 높은 사람은 '수독' 증상임을 이해하고, 평소에 몸을 자주 움직이고 목욕이나 사우나 등으로 몸을 따뜻하게 해서 땀이나 소변으로 수분을 많이 배출하는 것이 좋다.

동양의학에서는 수독 증상에 대해 수분 섭취를 삼가고 운동을 장려하며, 몸을 따뜻하게 하고 땀이나 소변 배출을 돕는 한방약을 처방하는 근본적인 치료를 지향한다.

# 욕조 목욕의 7가지 효과

일상생활에서 몸을 따뜻하게 할 수 있는 가장 간단한 방법은 목욕이다. 욕조에 제대로 몸을 담그는 목욕과 그냥 샤워로 끝내는 것은 건강 면에서 하늘과 땅 차이다. 욕조에 몸을 담그는 목욕에는 다음과 같은 7가지 효과가 있다.

❶ 몸이 따뜻해지면 혈관이 확장되므로 혈행이 촉진된다. 이로 인해 내장과 근육으로 공급되는 산소와 영양분의 양이 늘어나고 신장과 폐에서 노폐물을 배설하는 작용도 활발해진다.

❷ 수압에 의한 압축효과가 있다. 어깨까지 물속에 담그는 경우 몸에 가해지는 수압(정수압, 흐름이 멈추어 있는 물속에서 생기는 압력)이 무려 500kg이나 되어 가슴이 2~3cm, 허리가

3~5cm나 압축된다. 이 수압은 혈관이나 림프선을 압축해서 혈행이나 림프액의 순환을 원활히 하고 전신의 대사를 활발히 한다. 특히 하반신에 위치한 신장의 혈행도 원활해지므로 소변 양이 늘어나 수독 상태가 개선되고 붓기나 냉증도 사라진다.

❸ 피부미용 효과가 있다. 목욕으로 체온이 올라가면 피지선에서 피지가 분비된다. 이것이 땀샘에서 분비되는 땀과 섞여 피지막을 형성해 피부를 촉촉하게 한다.

❹ 부력에 의한 체중경감 효과가 있다. 욕조에 몸을 담그면 체중이 평소의 10분의 1 이하가 된다. 이로 인해 발목 근육을 비롯한 몸의 여러 관절이나 근육이 중압에서 해방되므로, 심신의 스트레스가 해소된다. 또한 요통이나 무릎통증 등 몸에 통증이 있는 사람은 움직임이 쉬워지고 열에 의해 혈액순환도 촉진되므로 통증이나 마비증상도 치유될 수 있다.

❺ 적당한 온도의 탕 속에 몸을 담그면 $\beta$-엔도르핀 등의 호르몬이 분비되어 심신이 편안해지고 스트레스가 해소된다.

❻ 몸을 따뜻하게 하는 효과와 릴렉스 효과, 혈액순환을 촉진하는 효과로 백혈구 활동이 더욱 활발해져 병을 예방하고 개선하는 데 도움이 된다.

❼ 혈액 속에는 혈전을 녹이는 플라스민이라는 효소가 있는데, 목욕으로 몸이 따뜻해지면 플라스민 양이 늘어나 뇌경색이나 심근경색을 예방할 수 있다.

단, 체력이 지나치게 떨어진 상태거나 병을 앓고 있는 사람은 장시간 물속에 있지 않는 것이 좋다. 목욕뿐만 아니라 모든 건강요법은 '기분이 좋다'고 느끼는 정도에서 그치도록 하며 절대 무리하지 않도록 한다.

목욕을 통해 우리 몸은 혈행이 원활해지고 신진대사가 활발해지며, 이에 따라 혈액이 깨끗해지고 소화와 흡수 활동도 활발해진다. 그 결과 건강에 도움이 되는 적절한 공복력을 가질 수 있다.

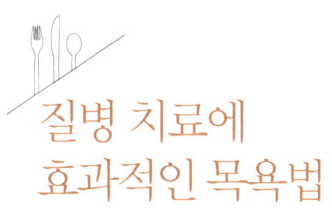

# 질병 치료에
# 효과적인 목욕법

병을 고치는 데 가장 이상적인 목욕법은 반신욕이다. 반신욕에 필요한 물의 깊이는 25cm 정도로 충분하지만, 이상적인 깊이는 40cm 정도다.

먼저 기분 좋게 느껴지는 온도의 물을 욕조에 채우고 하반신을 물에 담근다. 물이 식으면 뜨거운 물을 보충한다. 적당한 온도가 될 때까지 양손으로 물을 계속 순환시킨다. 이것을 두세 차례 반복하면 놀랄 정도로 땀이 흘러나오기 시작한다.

반신욕은 어깨까지 물속에 잠그는 전신욕과 비교해서 폐나 심장에 부담이 적기 때문에 호흡기질환이나 심장·순환기질환이 있는 사람이라도 안심하고 할 수 있는 목욕법이다. 또한 반신욕은 하반신을 집중적으로 따뜻하게 하므로 신장을 포함해서 허리부터 발끝까지 혈행을 원활히 한다. 그 결과 배뇨를 촉진하고 수독을 없애 몸 전체를 따뜻하게 할 뿐만 아니라 다리나 허리의 통증, 붓기에 큰 효과가 있다.

반신욕을 30분 이상 하면 목욕을 하는 중이나 끝난 후에도 엄청난 땀이 흘러나와 수독이 개선되고 온몸이 따뜻해진다.

사우나 스팀 룸이 있는 스포츠클럽에 다니는 사람은 이것을 잘 활용하도록 하자. 물론 간단한 샤워로 끝내도 상관없지만, 운동 후 사우나 스팀 룸에서 충분히 땀을 흘리면 그 효과가 배가 된다. 이에 대해서는 아직 과학적인 설명이 가능한 단계는 아니지만, 이러한 예는 상당히 많다. 그리고 다음과 같은 약재를 욕조에 넣으면 여러 가지 효과를 기대할 수 있다.

- **천연소금** 한 움큼 넣으면 몸속 깊은 곳까지 따뜻해져서 냉증에 효과가 있다.
- **생강** 엄지손가락 크기의 생강을 갈아서 넣으면 몸을 한층 더 따뜻하게 한다.
- **장미꽃** 장미꽃을 몇 송이 넣으면 긴장 해소에 효과가 있다.
- **비파나무나 복숭아나무 잎** 잘게 썰어 넣으면 피부병에 효과가 있다.
- **귤껍질(건조시킨 것), 레몬(슬라이스)** 스트레스 해소에 효과가 있다.
- **탄산수소나트륨(베이킹소다)** 피부가 매끄러워진다.

- **무화과나무 잎** 3~5장을 잘게 잘라 넣으면 신경통, 류머티즘, 치질에 효과가 있다.
- **국화 잎** 몇 장을 그대로 넣는다. 엽록소의 살균작용으로 생채기가 빨리 낫는다.
- **벚꽃나무 잎** 몇 장을 그대로 넣는다. 습진이나 땀띠에 효과가 있다.
- **무 잎을 삶은 물** 햇볕에 일주일 정도 건조시킨 무 잎을 삶아낸 물을 넣어주면 냉증이나 부인병에 효과가 있다.

# 왜 하루에
# 만 보를 걸어야 할까

비만을 비롯해 당뇨병, 지방간, 통풍과 같이 대사에 이상이 있는 질환이나 고혈압, 협심증, 심근경색, 뇌졸중과 같은 순환기질환, 그 외에 통증이 주가 되는 병이나 노이로제 같은 심인성(心因性) 질환은 어떤 의미에서는 '운동부족병'이라고도 할 수 있다. 몇 번이나 이야기한 바와 같이 체온의 40퍼센트 이상은 근육에서 발생하므로, 운동이 부족하면 체온을 충분히 유지할 수 없다. 그러면 지방이나 당 등의 영양분이나 요산 등의 노폐물이 연소되지 않고 남기 때문에 혈액이 탁해져서 병이 발생한다. 따라서 운동부족이 되지 않도록 신경 쓰는 것이 무엇보다 중요하다.

운동부족을 해결하는 가장 간단한 방법은 '걷기'다. 하루에 만 보 이상 걸으면 동맥경화를 예방하는 좋은 콜레스테롤이 증가한다고 한다. 하지만 무조건 만 보가 기준이 되는 것은 아니다. 나이에 따라 기준이 되는 걸음 속도와 걸음 수가 다르다.

30대는 1분간 85m 정도의 속도(시속 5.1km)로 만 보, 40대는 1분간 80m 정도(시속 4.8km)로 9천 보, 50대는 1분간 75m 정도(시속 4.5km)로 8천 보, 60대는 1분간 70m 정도(시속 4.2km)로 7천 보, 70대는 1분간 60m 정도(시속 3.6km)로 6천 보를 목표로 한다. 걷는 속도나 보폭 역시 개인차가 있겠지만, 걷는 시간은 1시간 정도, 이상적인 시간은 1시간 반 정도다.

걷기는 몸을 따뜻하게 할 뿐만 아니라 혈압을 낮추고 치매를 예방하는 등 여러 가지 효과가 있다.

### 혈압을 낮춰서 뇌졸중을 예방한다

하반신 근육이 발달하면 하반신으로 많은 혈액이 집중되므로 혈압이 낮아진다.

### 심장병을 예방하고 개선한다

제2의 심장이라고 불리는 발바닥의 여러 '경혈'이 자극을 받아 심장 활동을 돕는다.

### 치매 예방

다리 근육, 엉덩이 근육, 등 근육이 단련되며 뇌가 자극을 받는다.

### 골다공증을 예방하고 개선한다

걸으면 자신의 체중으로 뼈와 근육이 자극을 받고, 뼈에서 칼슘 침착이 촉진된다.

### 요통, 무릎통증을 예방하고 개선한다

다리와 허리 근육이 단련되어 허리뼈나 무릎관절에 가해지는 부담이 줄어든다

### 당뇨병, 고지혈증, 지방간, 비만을 예방하고 개선한다

몸 근육의 70퍼센트 이상이 하반신에 집중되어 있으므로, 하반신 근육을 움직이면 당이나 지방을 효과적으로 연소시킬 수 있다.

### 스트레스 해소

걸으면 뇌에서 알파파(휴식상태일 때 나오는 뇌파)가 나올 뿐 아니라 쾌락 호르몬도 분비되므로, 자율신경실조증이나 노이로제, 우울증 등을 예방하고 개선할 수 있다.

### 폐 기능 강화

걸으면 호흡이 깊어져 감기, 기관지염, 폐기종(폐 내의 공기 공간, 즉 폐포가 비정상적으로 많아진 질환)을 예방할 수 있다.

# 매일 발목 근육을
# 단련하는 체조를 한다

나이가 들어 발목 근육이 약해지면 걷는 것이 귀찮아져서 근육이 더욱 약해진다. 이렇게 되면 체온도 한층 더 낮아진다. 날씨가 좋으면 밖에 나가 걷는 것이 기분전환도 되고 여러모로 좋다. 그러나 비가 오거나 추운 날에는 건강한 사람이라도 밖에 나가는 것이 귀찮아진다. 고령자의 경우는 감기에 걸릴 염려도 있다. 이럴 때는 집 안에서 할 수 있는 운동, 예를 들어 스쿼트나 허벅지 올리기, 발돋움하기, 제자리걷기 같은 가벼운 체조를 하는 것이 좋다.

앞에서도 이야기했듯이 영화배우 모리 미쓰코 씨는 스쿼트를, 작가인 세토우치 자쿠초 씨는 허벅지 올리기 체조를 하루도 빠짐없이 하고 있다고 한다.

스쿼트는 두 발을 어깨 너비로 벌리고 서서 숨을 천천히 들이마

> ### 허벅지 올리기
> 하복부를 단련하는 데 효과적인 운동이다
>
> **운동 방법**
> 마루나 의자에 앉은 상태에서 하복부에 힘을 주고 무릎을 끌어올리는 느낌으로 아래위로 움직인다. 속도는 천천히, 무릎을 올리고 나서 7초 정도 멈춘 후에 내리는 것이 효과적이다. 10회를 목표로 하자.
>
> **주의**
> 등줄기를 곧게 펴고 실시할 경우 허리에 부담을 주게 되므로 등은 굽힌 채로 하는 것이 좋다.

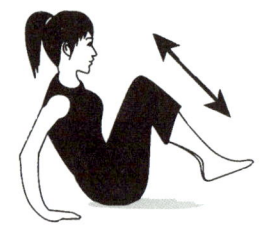

시면서 허벅지가 수평이 될 때까지 무릎을 굽힌 다음 다시 숨을 내쉬면서 일어서는 체조다. 5~10회를 한 세트로 보고 5~10세트 정도 반복하면 효과적이다. 한 세트가 끝나면 몇 초~수십 초 쉬는 것이 중요하다. 정력이 떨어지고 있다고 느꼈다면 이 운동을 2~3주 계속해보자. 효과를 확실히 느낄 수 있을 것이다. 발목 근육 약화는 정력 감퇴로 이어지기 때문이다.

그러나 고령자의 경우 지나치게 무리하면 오히려 무릎이 상하게 된다. 자신의 체력에 맞춰서, 그리고 무릎을 너무 굽히지 않도록 주의한다. 무릎을 많이 굽힐수록, 천천히 할수록 힘이 든다.

뒤꿈치를 들었다 놓았다 하는 발돋움운동은 전철이나 버스를 기다리는 동안이나 붐비는 전철이나 버스 안에 서 있을 때도 간단히

할 수 있다. 이 운동으로 장딴지 근육을 중심으로 한 다리 전체 근육이 단련되고 체온이 상승하며 혈행이 촉진된다.

　제자리걷기도 허벅지를 높이 들어 올릴수록 힘이 들고 효과도 좋다. 제자리걷기나 발돋움운동은 처음에는 100회 정도 하기도 상당히 힘들다.

　다시 한 번 강조하지만 고령자는 무리하지 말고 자신에게 맞는 강도로 실시하도록 한다. 여러 가지를 조합해서 5분 정도만 실시해도 하반신이 따뜻해지면서 상당한 효과를 얻을 수 있을 것이다. 중요한 것은 매일 반복하는 것이다. 잠깐의 틈을 이용해 매일 운동하는 습관을 기르도록 하자.

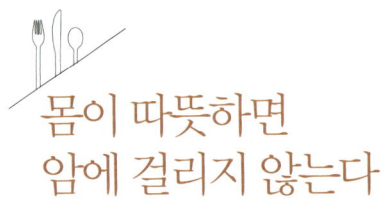

# 몸이 따뜻하면
# 암에 걸리지 않는다

현재 사망률이 가장 높은 질환인 암도 냉증과 연관이 있다. 우리 몸의 장기 중에는 암세포가 침범하지 못하는 곳이 두 군데 있다. 바로 심장과 비장이다. 심장의 무게는 표준체중의 200분의 1밖에 되지 않지만, 체온의 11퍼센트를 생산하고 있다. 비장은 림프구나 백혈구 등을 생산하고 있으면서 동시에 적혈구를 저장하고 있는 붉은색의 장기로 온도가 높다.

이처럼 따뜻한 장기는 암에 걸리지 않는다. 또한 고열이 나기 쉬운 바세도병(갑상선기능항진증) 환자도 암에 걸릴 확률이 상당히 낮다.

암세포는 체온이 35도일 때 가장 잘 증식하고 39.3도 이상의 고열이 되면 죽는다. 암 치료법 중에 발열요법이 있는 것도 이 때문이다. 말라리아로 고열에 시달린 뒤 암이 사라졌다는 학계 보고도 있다.

　반대로 암세포가 침범하기 쉬운 장기는 식도, 위, 대장, 직장, 자궁, 기관지, 폐 등 속이 비어 있어 쉽게 차가워지는 장기다. 또한 유방은 몸에서 돌출되어 있기 때문에 체온이 낮아지기 쉽다. 유방암 역시 최근 늘어나고 있는데, 유방의 크기가 큰 사람이 작은 사람보다 유방이 차기 때문에 유방암에 쉽게 걸린다. 유방의 크기에 관계없이 혈관의 양은 모두 같으므로 크기가 큰 유방이 저온이 되기 쉽다.

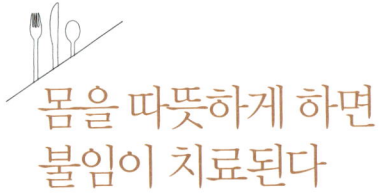
# 몸을 따뜻하게 하면
# 불임이 치료된다

여성의 경우 냉증이 심해지면 난소나 자궁 같은 기관도 차가워진다. 부인과에 문제가 있는 사람은 대부분 하복부가 차다. 혈행이 나빠 대사기능이 떨어진 것이다. 이러한 기관과 관련이 있는 조직까지 제 기능을 하지 못하게 되면 결국 불임이 된다.

어느 국립대학교 의학부 조교수인 K선생 부부는 결혼한 지 10년이 지났는데도 아이가 생기지 않았다. K선생을 어느 모임에서 우연히 만났을 때 "부인께서는 혹시 피부색이 희고 냉증이 있지 않습니까?"라고 물었더니 깜짝 놀라면서 얼굴도 안 보고 어떻게 알았냐고 내게 되물었다. K선생의 말에 의하면 부인의 체온은 평균 35.3도로, 감기에 자주 걸리고 편두통과 생리통으로 누워 있는 날이 많다고 했다. 나는 그 자리에서 바로 다음과 같은 조언을 했다.

"몸이 따뜻해지도록 항상 복대를 착용하고, 반신욕으로 자궁과 난소가 있는 하복부를 따뜻하게 해주십시오. 그리고 매일 생강홍차를 하루에 3잔 이상 마셔 주세요. 몸이 따뜻해집니다."

그러고 나서 2년 후 K선생의 가정에는 바라고 바라던 아이가 태어났고, 그 다음해에는 두 번째 아이까지 태어났다는 소식을 들었다. '복대, 반신욕, 생강홍차' 이 세 가지로 오랫동안 부인을 괴롭혔던 냉증이 치유되고 체온도 상승한 것이다.

음식물로 몸을 따뜻하게 하고, 따뜻해진 몸을 더욱 따뜻하게 유지하는 생활습관을 갖는 것이 얼마나 중요한지를 잘 알려주는 예라고 하겠다.

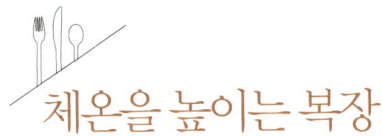
# 체온을 높이는 복장

지금까지 한 이야기로 알 수 있듯이 현대인은 대부분 저체온이거나 냉증을 가지고 있다. 따라서 식생활, 운동, 목욕 이외에도 체온을 높이기 위한 여러 가지 노력이 필요하다. 특히 평소 복장에도 각별한 주의를 기울여야 한다.

### 복대를 한다

복대라고 하면 보기도 좋지 않고 거추장스럽다고 생각하는 사람이 많겠지만, 요즘은 얇고 보온성이 뛰어나며 디자인도 괜찮은 상품이 많이 판매되고 있다. 복대로 배가 따뜻해지면 몸 전체가 따뜻해지면서 대사가 원활해지고 몸 상태도 좋아져 병을 치유하는 데도 도움이 된다. 핫팩이나 찜질팩을 사용하는 것도 좋은 방법이다.

### 머플러나 마스크 착용

머플러 한 장이나 마스크 한 장의 보온효과는 옷 한 벌과 맞먹는다.

### 얇은 옷을 여러 겹 입기

두꺼운 옷을 한 장 입는 것보다 얇은 옷을 여러 겹 겹쳐 있는 것이 보기에도 좋고 몸을 움직이기에도 편리할 뿐 아니라 보온효과도 높다. 섬유 사이의 얇은 공기층이 2중이나 3중이면 체온을 더 쉽게 유지할 수 있기 때문이다.

### 따뜻한 실내화를 신는다

반신욕의 원리와 마찬가지로 발이 따뜻하면 온몸이 따뜻해진다. 반대로 발이 차가워지면 온몸이 차가워진다. 집에 있을 때도 복사뼈까지 따뜻하게 감싸주는 실내화를 신어 발을 항상 따뜻하게 하도록 한다.

최근에는 바닥이 나무소재로 된 주택이 많다. 때문에 방 안의 난방 온도를 높여도 따뜻한 공기는 상승하므로 발 부분의 온도가 좀처럼 높아지지 않아 발은 차고 머리는 따뜻한 상태가 되기 십상이다. 따라서 발을 따뜻하게 해주는 실내화를 신는 것이 난방비 절약뿐 아니라 건강을 위해서도 도움이 된다.

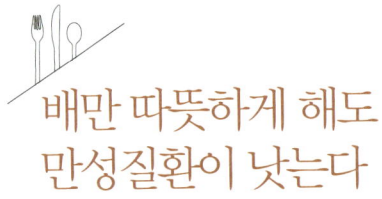
# 배만 따뜻하게 해도
# 만성질환이 낫는다

단순히 배를 따뜻하게 해준 것만으로 오랫동안 고통을 안겨준 병이 치유된 두 사람을 소개하고자 한다.

D씨(여성, 64세)는 원래부터 냉증이 있었지만 특히 최근 1, 2년 동안 허리와 다리, 대퇴부가 얼음처럼 차가워졌다. 약 3개월 전부터는 일상생활이 불가능할 정도로 소변이 잦아져 곤란을 겪고 있었다. 10분마다 요의를 느껴 화장실에 가도 소변이 안 나오거나 찔끔찔끔 나오는 정도였다.

병원에서 진찰을 받았으나 소변 속에 세균이 발견된 것도 아니었다. 결국 신경성방광염이라는 진단이 내려져 신경안정제를 처방받았지만 전혀 효과가 없었다.

그러던 어느 날 냉증이 너무 심해 불쾌감마저 느껴지자 D씨는 본능적으로 복대를 두르고 핫팩을 배꼽 상하좌우 하나씩, 그리고 허리 양옆으로 하나씩 붙였다. 그러자 온몸이 따뜻해지면서 소변이 대량으로 나왔고 심신이 편안해졌다.

　D씨는 이후 항상 복대를 하고 핫팩을 배와 허리에 하나씩 붙이고 생활하게 되었다. 그러자 수면도 식욕도 배변도 모두 좋아져 생활이 즐거워지고 심신이 편해졌다. 몸이 좋지 않았던 때는 체온이 35.6도밖에 되지 않았지만, 지금은 36.4도가 되었다고 한다.

　동양의학에서는 '복부'를 몸의 중심이라고 생각한다. 복부에는 위장, 간, 췌장, 비장, 신장, 방광, 자궁, 난소 등 중요한 장기가 있으므로, 배를 따뜻하게 하면 이루 다 헤아릴 수 없을 정도로 효과가 많다.


　S씨(남성, 42세)는 10년간 위궤양을 앓아왔다. 약을 복용하면 증상이 가벼워지는데 약을 중지하면 위가 아프고 식욕이 사라지는 일이 계속되었다.

　S씨가 우리 병원을 찾아온 것은 헬리코박터 파일로리균을 없애야 한다는 주치의의 권유로 제균 치료를 앞둔 시점이었다. 즉시 S씨의 복부를 진찰해보았다. 복부가 전체적으로 너무나 차가웠고 특히 위 주변은 얼음처럼 싸늘했다. 본인에게 복부를 만져보게 한 뒤 나는 다음과 같이 설명했다.

　"위 주변이 차갑다는 것은 위로 향하는 혈행이 나쁘다는 것을 의

미합니다. 혈액에는 영양분, 산소, 물, 백혈구, 면역물질이 포함되어 있습니다. 따라서 혈액이 원활히 흐르지 못해서 차가워진 곳은 병이 생기죠. 오늘부터는 복대를 두르고 핫팩이나 찜질팩을 이용해서 배를 항상 따뜻하게 하도록 하세요."

그리고 매일 뜨거운 된장국에 파래를 넣어 먹고 차나 커피 대신 차조기 잎을 넣은 생강탕을 마시도록 권했다. 파래는 궤양에 좋은 비타민U가 아주 많이 함유되어 있고, 차조기 잎과 생강은 위를 따뜻하게 하고 위 점막의 혈행을 좋게 한다.

그 후 S씨는 일주일이나 약을 먹지 않아도 위가 아프지 않았다고 했다. 두 달 후에 진찰을 했더니 그때까지 35.9도였던 체온이 36.5도로 상승하고 자각증상이 사라졌다.

나는 두 사람에게 '몸을 따뜻하게' 할 것을 제안하고 그 방법을 지도했을 뿐 어떤 약도 처방하지 않았다. 이처럼 몸을 따뜻하게 한 것만으로 오랜 세월 힘들게 한 병이 낫는 경우도 있다.

---
6장
---

# 무엇을, 어떻게 먹어야 할까

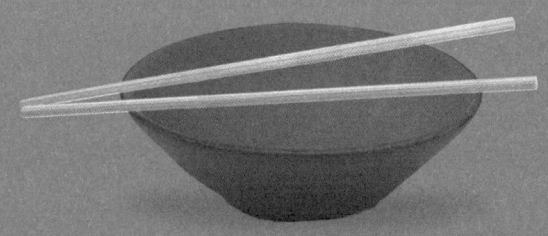

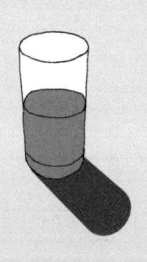

# 밥맛이 없는데도
# 억지로 아침을 먹지 않는다

앞 장에서는 목욕, 운동 등으로 몸을 따뜻하게 하는 방법을 설명했다. 여기서는 좀더 자세하게 들어가, 체온을 높여 혈액을 깨끗하게 하고 몸을 건강하게 하기 위해서는 어떤 음식을, 어떻게 먹어야 좋을지에 대해 이야기해보도록 하자.

성장기 아이들과는 달리 성인은 체온이 낮은 아침에는 식욕이 없다. 그런데도 억지로 식사를 하게 되면 소화 작용을 위해 혈액이 소화기관에 모이기 때문에 뇌나 다른 근육으로 향하는 혈액이 부족해진다. 그러면 잠을 충분히 자도 졸음이 쏟아지고 권태감이 느껴져 활동이 둔해진다. 또한 배설을 담당하는 기관에 공급되는 혈액의 양도 감소해 배설작용 역시 저하된다.

하지만 당근사과주스와 생강홍차만으로 아침을 끝내면 소화기관에 부담을 주지 않기 때문에 온몸에 혈액이 충분히 공급되어 머리는 맑아지고 몸은 경쾌하게 움직이게 된다. 또한 아침을 먹지 않고 당근사과주스만 마시는 '아침 다이어트'를 매일 계속하면 체온을 높일 수 있다. 붉은색의 당근은 몸을 따뜻하게 하는 작용을 하고 북쪽지역에서 생산되는 사과는 몸을 차게 할 염려가 없다.

그러나 주스라는 수분이 몸을 차게 하는 경우도 있으므로, 당근사과주스만으로 체온이 충분히 올라가지 않을 때는 주스 양을 줄이고 생강홍차에 흑설탕이나 벌꿀을 넣어 마시면 좋다. 흑설탕이나 벌꿀에는 당분이 충분히 함유되어 있어 생강홍차의 발열 기능도 더욱 활발해진다.

그리고 아침에는 되도록 산책이나 체조 등 몸을 움직이는 활동으로 체온을 높인다. 체온이 올라가면 오전 중의 나른함이나 우울한 기분이 사라지고, 배뇨작용이 촉진되어 혈액이 정화된다. 이것으로 하루의 활동 준비가 갖추어지는 셈이다.

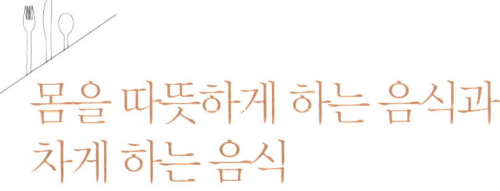
# 몸을 따뜻하게 하는 음식과 차게 하는 음식

몸을 차게 하는 식생활의 가장 대표적인 예는 앞에서도 몇 번이나 이야기했듯이 과식이다. 그리고 음식에는 몸을 따뜻하게 하는 음식과 차갑게 하는 음식이 있다. 이것을 이해하고 식사를 해야 한다.

예를 들어 수박을 먹으면 몸이 전체적으로 차가워지고 생강을 먹으면 몸이 따뜻해진다. 동양의학에서는 수박, 오이, 토마토처럼 먹으면 몸이 차가워지는 식품을 '음성식품', 소금이나 생강처럼 먹으면 몸이 따뜻해지는 식품을 '양성식품'이라고 이름 붙여 구별하고 있다.

하지만 현재의 영양학에서는 몸을 '따뜻하게' 하거나 '차게' 하는 작용이 있다는 개념이 없다. 대신 단백질, 비타민, 미네랄을 많이 함유한 식품을 영양가 있는 식품이라고 보는 '분석학'이 유행하고 있다. 당이나 단백질 1g에서 4kcal의 열량(에너지), 지방 1g에서는 9kcal의 열량이 발생한다고 보고, 단백질, 지방, 당분 함유량으로 체내에서의 에너지 생산량을 결정한다.

그러나 에너지 양만 문제가 되는 것은 아니다. 중요한 것은 그 식품이 몸을 따뜻하게 하는 것인지 차게 하는 것인지를 알고 자신에게 맞는 식품을 섭취하는 것이다.

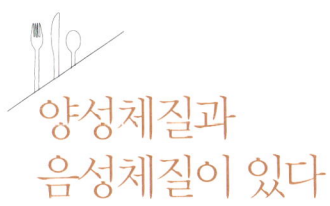
# 양성체질과
# 음성체질이 있다

　동양에서는 먹는 것뿐만 아니라 우주의 모든 것이 음과 양으로 나뉘어져 있다고 생각한다.

　물론 인간의 체질도 음과 양으로 나뉘어져 있다. 남자는 양의 기운이 강하고 여자는 음의 기운이 강하다. 남자 중에서도 땅딸막하고 얼굴이 붉으면 강한 양성체질, 피부가 희고 키가 크며 눈이 큰 백발(白髮)의 남자는 음성체질로 본다고 한다.

　양성체질은 근육질의 탄탄한 몸을 하고 있다. 체온이 높고 몸을 잘 움직이며 쾌활하고 식욕도 왕성하기 때문에 활기 넘치는 삶을 살 수 있다. 반면 과식으로 암, 뇌경색, 심근경색 등의 병에 걸려 일찍 죽는 사람도 많다.

　반대로 음성체질인 사람은 근육이 적고 지방이나 수분이 몸에 많기 때문에 몸이 차고 어깨 결림, 두통, 현기증, 두근거림(동계), 호흡곤란 등의 부정형 신체증후군(특별히 병이 있는 것도 아니면서 병적 증상을 호소하는 것)으로 고생한다. 병은 저혈압, 빈혈, 위염, 알레르기, 류머티즘, 부종, 우울증 등이 많다. 이러한 병은 죽음으로 바로 이어지지는 않기 때문에 음성체질인 사람이 장수하는 경우가 많다. 그러나 어딘가가 늘 불편하다고 느끼면서 장수를 하는 것도 괴로운 일일 것이다.

병이라는 것은 음성 또는 양성 체질이 지나치게 두드러질 경우 생기게 된다. 일반적으로 양으로 보는 것과 음으로 보는 것을 나누어보면 209페이지의 표와 같다.

# 음성체질은 몸을 따뜻하게 하는 양성식품을 먹는다

그러면 병이 없는 몸으로 만들기 위해서는 어떤 식품을 먹어야 좋을까? 병을 예방하고 치료하는 데는 '자신의 체질과 반대' 성질을 가진 식품을 먹고 체질을 되도록 중성으로 유지해야 한다. 따라서 음성체질이나 음성의 병을 가진 사람은 양성 식품을 충분히 먹도록 한다. 반대로 양성체질이나 양성의 병을 가진 사람은 체질이 중성이 되도록 음성 식품을 많이 먹어 건강을 회복하고 병을 치유하도록 한다.

여기서 체질과 병, 그리고 체질과 식품의 관계에 대해 잠깐 알아보자.

양성이 강한 사람이 걸리기 쉬운 병은 고혈압, 뇌졸중, 심근경색, 통풍, 당뇨병, 폐암이나 대장암 등의 서구형 암이다. 반면에 음성이 강한 사람이 걸리기 쉬운 병은 저혈압, 빈혈, 위염, 궤양, 알레르기, 류머티즘 같은 통증 질환, 우울증, 정신병, 위암, 교원병, 바세도병 등이다.

양성식품과 음성식품은 기본적으로 이렇게 이해하도록 한다. 몸을 따뜻하게 하는 양성식품은 북쪽지방에서 생산되는 것, 딱딱한 것, 붉은색·검은색·오렌지색·노란색을 띠는 것이다.

몸을 차게 하는 음성식품은 남쪽지방에서 생산되는 것, 부드럽고 축축한 것, 푸른색·흰색·녹색을 띠는 것이다. 수분이나 기름기가 많은 식품 역시 몸을 차게 한다. 자세한 내용은 다음 페이지의 표를 참고하기 바란다.

또한 몸을 차게 하는 식품이라도 가열하거나 발효시키거나 소금을 첨가하면 몸을 따뜻하게 하는 식품으로 바뀌는 것도 있다. 예를 들어 우유에 열을 가해 발효시킨 치즈, 녹차에 열을 가해 발효시킨 홍차, 무에 소금을 넣고 발효시킨 다음 압력을 가한 단무지 등이다.

요즘에는 몸이 차서 몸 상태가 좋지 않거나 병에 걸리는 음성체질이 많다. 이런 사람은 평소에 몸을 따뜻하게 하는 식품을 자주 섭취하도록 한다.

### 양성, 중성, 음성의 특징

| 양성 | 중성 | 음성 |
|---|---|---|
| 태양, 여름, 낮<br>붉은색, 검은색, 오렌지색<br>남성(특히 대머리)<br>더위를 탐, 혈압이 높은 편<br>근력이 있고 활발함<br><br>변비 타입 | 노란색, 옅은 자주색 | 달, 겨울, 밤<br>푸른색, 흰색, 녹색<br>여성, 백발의 남성<br>냉한 체질, 저혈압<br>체력이 없고,<br>아침에 약하며 밤늦도록<br>깨어 있음<br>설사, 변비 두 타입 모두 있음 |

### 양성, 중성, 음성 식품

| 양성(붉은색, 검은색) | 중성(노란색) | 음성(푸른색, 흰색) |
|---|---|---|
| 소금 | 현미 | 우유 |
| 매실장아찌 | 검은빵 | 청량음료수 |
| 단무지 | 메밀 | 화학약품 |
| 달걀 | 조 | 정백설탕 |
| 명란젓 | 피 | 케이크, 과자 |
| 치즈 | 수수 | 카레 |
| 된장 | 생강 | 열대와 온대(남쪽지방)에서 |
| 간장 | 팥 | 생산되는 과일(바나나, |
| 육류 | 콩 | 파인애플, 망고, 토마토, 감, |
| 어패류 | 낫토 | 키위, 레몬 등) |
| 뿌리채소(우엉, 당근,<br>연근, 참마) | 호박<br>참깨 | 수박, 참외, 오이<br>콩나물 |
| 파 | 사과 | 식초 |
| 부추 | 딸기 | 잎채소(배추, 시금치 등) |
| 마늘 | 정종(데운 것) | 두유, 두부 |
| 인삼 | 고구마, 토란 | 맥주, 위스키 |
| 젓갈 | 구약나물 | |

## 몸을 차게 하는 식품과 따뜻하게 하는 식품

| 몸을 차게 하는 식품 | | 몸을 따뜻하게 하는 식품 |
|---|---|---|
| ● 푸른색, 흰색, 녹색 = 차가운 색<br>우유, 잎채소(배추, 시금치 등), 우동, 달걀흰자 등 | 색 | ● 붉은색, 검은색, 오렌지색, 노란색 = 따뜻한 색<br>치즈, 뿌리채소, 팥, 검은콩, 메밀, 소고기, 돼지고기, 달걀노른자, 된장, 간장 등 |
| ● 남쪽지방<br>바나나, 파인애플, 귤, 레몬, 메론, 토마토, 오이, 수박, 카레, 커피, 녹차 | 생산지 | ● 북쪽지방<br>사과, 버찌, 포도, 서양자두, 메밀, 연어, 대구 |
| ● 부드럽다(수분이 많다)<br>빵, 버터, 마요네즈, 크림, 물, 콜라, 주스 | 굳기 | ● 딱딱하다(수분이 적다)<br>쌀(특히 현미), 검은빵, 된장, 치즈, 메밀 |
| ● 시다<br>식초, 감귤류 | 맛 | ● 짜다<br>소금, 된장, 간장, 명란젓, 어패류 |
| ● 식물성식품<br>잎채소(배추, 시금치 등), 북쪽지방에서 생산되는 과일 이외의 모든 과일<br>(우유는 동물성이라도 몸을 차게 한다) | 동/식물 | ● 동물성식품<br>우유 이외의 모든 동물성식품<br>(육류, 달걀, 치즈, 어패류) |
| ● 몸을 차게 하는 식물이 원료<br>(수분이 많다)<br>맥주, 위스키 | 알코올 | ● 몸을 따뜻하게 하는 식물이 원료<br>(수분이 적다)<br>정종, 레드와인, 소흥주(紹興酒, 찹쌀을 원료로 한 중국의 대표적인 양조주), 보드카 |

※ 커피, 카레, 토마토는 따뜻한 색이지만, 남쪽지방에서 생산되는 것이므로 몸을 차게 한다.
'색'보다'생산지'가 우선이다.

《한 끼 단식 건강법》참조

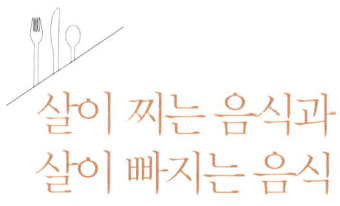

# 살이 찌는 음식과 살이 빠지는 음식

　기본적으로 몸을 차게 하는 식품을 먹으면 살이 찌기 쉽고 몸을 따뜻하게 하는 식품을 먹으면 살이 빠지기 쉽다. 따라서 푸른색, 흰색, 녹색과 같이 차가운 느낌을 주는 색깔의 식품을 먹으면 살이 찌기 쉽고, 붉은색, 검은색, 오렌지색, 노란색처럼 따뜻한 느낌을 주는 색깔의 식품을 먹으면 살이 빠지기 쉽다고 할 수 있다.

　한방에는 '상사이론(相似理論)'이라는 것이 있다. 자신이 먹은 식품과 겉모습이 비슷해진다는 개념이다. 따라서 빵, 케이크, 귤, 그레이프프루트처럼 부드럽고 색이 옅으며 둥글게 부풀어 오른 것을 즐겨 먹으면 통통한 체형이 되기 쉽고, 우엉, 당근, 연근, 참마처럼 색이 짙고 단단한 것을 먹으면 몸이 탄탄해진다고 할 수 있다. 이것도 몸을 차게 하는 식품과 따뜻하게 하는 식품의 개념과 어느 정도

일치한다. 210쪽과 215쪽의 표를 비교해보면 알 수 있을 것이다.

또한 수분을 지나치게 섭취해서 배설이 원활하게 되지 않으면 살이 찐다. 따라서 청량음료를 자주 마시는 사람은 살이 찌기 쉽다.

살이 찌는 기본적인 원리는 간단한다. 섭취 열량에 비해 소비 열량이 적으면 살이 찌게 되어 있다. 따라서 살이 찐 사람은 쉽게 살찌게 하는 식품을 삼가는 것도 중요하지만, 단식으로 섭취 칼로리를 줄이는 것이 그 이상으로 중요하다.

# 제철 과일과 채소를 먹는다

우리가 먹는 채소나 과일, 어패류 등은 가장 많이 수확되는 시기, 즉 제철이라는 것이 있다. 물론 지금은 토마토나 오이 같은 여름 채소가 하우스 재배로 일 년 내내 유통되고 있고, 생선도 양식 덕분에 언제나 시장에서 볼 수 있다. 많은 식품을 계절에 관계없이 먹을 수 있게 된 것이다. 이것은 확실히 편리한 일이기는 하다. 그러나 역시 제철에 나는 것이 가장 영양가도 높고 맛도 좋다.

예를 들어 사람은 겨울에 그다지 활동을 많이 하지 않는다. 그러면 몸속에 독소가 쌓이게 되는데, 이른 봄에 싹이 나서 봄에 성장하는 봄채소에는 이러한 독소를 해독하는 성분이 있다. 여름에 나는 채소나 과일, 열대지방에서 생산되는 식품은 몸의 열을 쉽게 방출하게 한다. 가을부터 겨울에 걸쳐 수확되는 곡식이나 채소는 보존

이 쉬운 것들이 많고, 몸을 다잡아 체온을 유지하는 효과가 있다. 이처럼 제철에 나는 식품을 먹는 것이 사람 몸에도 적합하다.

지금은 계절에 관계없이 일 년 내내 유통되는 것들이 많으므로, 제철 과일이나 채소가 어떤 것인지 제대로 알기 어렵다. 조금이나마 도움이 되고자 자주 먹는 제철 과일과 채소를 정리해 보았다.

### 봄에 수확하는 채소와 과일

죽순, 봄양배추, 봄시금치, 아스파라거스, 유채, 미나리, 머위, 셀러리, 완두콩, 누에콩, 봄양파, 봄감자, 딸기, 매실, 살구 등

### 여름에 수확하는 채소와 과일

토마토, 가지, 오이, 피망, 돼지호박, 양상추, 옥수수, 풋콩, 까치콩, 오크라, 호박, 수박, 비파, 메론, 복숭아 등

### 가을에 수확하는 채소와 과일

고구마, 감자, 참마, 우엉, 쑥갓, 버섯, 브로콜리, 콜리플라워, 양파, 당근, 연근, 포도, 감, 키위, 무화과, 배, 밤, 사과 등

### 겨울에 수확하는 채소와 과일

배추, 시금치, 소송채(유채의 일종), 파, 백합뿌리, 무, 순무, 부추, 귤 등

### 살이 찌는 식품과 살이 빠지는 식품

| 살이 찌는 식품(차가운 색) | 살이 빠지는 식품(따뜻한 색) |
|---|---|
| 우유, 우동, 흰빵, 흰쌀<br>화이트와인, 맥주, 녹차<br>백설탕, 과자, 콩, 두부<br>남쪽지방에서 생산되는 과일<br>(바나나, 파인애플, 귤, 레몬, 메론)<br>잎채소<br>식초, 마요네즈<br>조직이 부드럽고 지방이 많은 육류나<br>생선 | 치즈, 메밀, 현미, 검은빵<br>레드와인, 소흥주, 흑맥주, 정종, 홍차<br>흑설탕, 팥, 검은콩, 낫토<br>북쪽지방에서 생산되는 과일<br>(사과, 버찌, 포도, 서양자두)<br>뿌리채소, 해조류, 채소절임<br>된장, 간장<br>붉은 살코기나 붉은살생선,<br>새우, 게, 오징어, 문어, 조개류 등 |

각 계절에 수확되는 채소와 과일을 살펴보면 여름에는 몸을 차게 하는 것이 많고 겨울에는 몸을 따뜻하게 하는 것이 많다. 이것을 보면 자연이 우리에게 얼마나 자상한지 느끼게 된다.

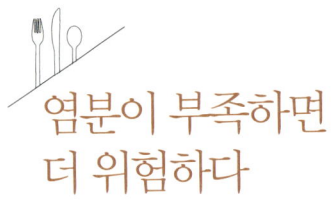

# 염분이 부족하면 더 위험하다

염분도 몸을 따뜻하게 하는 중요한 식품이다. 그러나 염분의 과다 섭취는 고혈압과 연결되므로 건강에 나쁘다는 것이 상식으로 되어 있다. 정말 그럴까?

세계적으로 권위 있는 영국의 의학잡지 〈랜싯The lancet, year 1998〉에 이런 상식을 뒤엎을 만한 충격적인 논문이 게재되었다. 미국에서 25~75세의 성인 20만 7,729명을 대상으로 실시한 염분 섭취량과 사망률 조사결과(국민영양조사)에 대한 논문이었다. 1일 염분 섭취량과 사망률의 관계는 다음 표와 같다.

이 결과로 알 수 있는 것은 염분 섭취량이 가장 많은 그룹의 사망률이 가장 낮고, 염분 섭취량이 적을수록 사망률이 높다는 것이다. 고혈압, 뇌졸중, 심근경색과 같은 순환기질환도 염분 섭취량이

### 1일 염분 섭취량과 사망률

| 그룹 | 1일 염분 평균 섭취량(g) | | 사망률(1000명당) |
|---|---|---|---|
| 1 | 남 2.64 | 여 1.70 | 약 23명 |
| 2 | 남 4.65 | 여 3.13 | 약 20명 |
| 3 | 남 6.72 | 여 4.55 | 약 19명 |
| 4 | 남 11.52 | 여 7.89 | 약 18명 |

적은 그룹일수록 발병률이 높았다. 조사대상이 20만 명 이상이었으므로 신뢰성은 상당히 높다고 할 수 있다.

이 조사결과를 기반으로 논문을 작성한 앨더맨(M.H.Alderman) 박사는 "경제선진국 중 가장 염분 섭취량이 많은 일본이 세계 최장수국이라는 사실을 상기해 보라"고 이야기하고 있다.

염분 섭취량이 고혈압으로 연결되는 것은 상당히 과다하게 섭취했을 경우다. 전후 도호쿠지방에서는 염분 과다 섭취로 인한 위험이 문제시되어 염분을 줄이는 운동으로 이어졌다. 하지만 당시에는 먹을 것이 별로 없었기 때문에 밥에 간장을 뿌려 먹거나 염분이 높은 채소절임만으로 밥을 먹는 등 염분에 의지해 밥을 먹을 수밖에 없었다. 그러나 지금은 반찬도 비교할 수 없을 정도로 많아져서 평범하게 식사를 한다면 염분을 과다하게 섭취할 일은 없다. 오히려 염분 부족을 걱정해야 할 정도다.

염분은 우리 몸에 절대적으로 필요한 것으로, 염분이 없으면 생명을 유지하기가 어렵다. 소금은 건강을 위한 필수요소 중에서 가장 중요한 물질이다. 소금의 효능을 과학적으로 설명하면 다음과 같다.

- 체액(혈액, 림프액, 뇌척수액 등)의 삼투압을 일정하게 유지시키고 산과 알칼리의 균형을 이루어준다.
- 신경의 흥분전달에 관여한다.
- 근육의 수축작용에 필요하다.
- 위액, 장액, 담즙 등 소화액의 원료가 된다.
- 체내 유해물질을 해독한다.
- 신진대사를 촉진해 체온을 상승시킨다.

따라서 염분 섭취량이 부족하면 다음과 같은 증상이 나타난다.

- 신진대사가 저하되어 체온이 떨어진다.
- 식욕이 감퇴한다.
- 근육수축력이나 신경의 흥분전달작용이 저하되어 경련이 일어난다.
- 심장근육의 수축력이 저하되어 혈압이 떨어지거나(권태감, 피로감) 쇼크가 일어난다.
- 염분이 부족하면 신장이 소변 속의 염분을 '재흡수' 하는데 이로 인해 신장이 과로 상태가 되기 때문에 신장의 기능이 떨어진다.

따라서 지금 우리 식생활에서는 오히려 염분이 부족하지 않도록 주의해야 한다. 단, 염분을 섭취할 때는 정제된 인공화학소금이 아니라 천연소금으로 한다. 정제된 소금(양성식품)보다 미네랄이 풍부하게 함유된 천연소금이 비싸긴 하지만, 건강을 생각하면 가격 차이는 큰 문제가 아니다. 건강을 위해서는 미네랄이 함유된 질 좋은 소금을 섭취하도록 하자.

# 염분,
# 원하는 대로 먹으면 된다

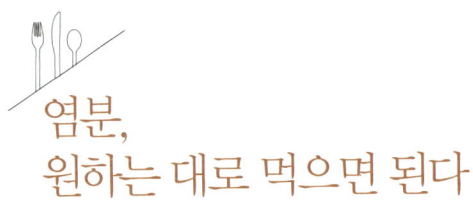 암세포는 35도의 저체온에서 가장 잘 증식하고 39.3도 이상에서 죽는다. 따라서 암을 방지하거나 치유하기 위해서는 일단 체온을 높여야 한다. 그리고 체온을 높이는 작용을 하는 소금을 적절하게 섭취하는 것이 좋다. 염분 섭취를 무리하게 줄이지 말고 본능이 이끄는 대로 염분이 필요하다고 생각되면 먹어야 한다.

미국의 바터(F.C.barter) 박사는 식염 섭취량을 5g에서 15g으로 증가하는 실험을 한 뒤, 혈압이 상승한 사람을 '염분 감수성이 강한 사람', 혈압이 변하지 않거나 저하된 사람을 '염분 감수성이 없는 사람'으로 분류했다.

염분 감수성이 강한 사람이란 염분을 체내에 축적하는 작용이 강한 사람으로, 전체의 40퍼센트를 차지하며 음양론으로 말하면 양성체질인 사람이다. 반대로 염분 감수성이 약한 사람은 염분을 축적하는 작용이 약한 사람으로, 전체의 60퍼센트를 차지하며 음성체질인 사람이다.

염분 감수성이 약한 음성체질은 대체로 염분이 많은 식품을 좋아하고, 반대로 염분 감수성이 강한 양성체질은 조리하지 않은 채소, 과일, 맥주, 케이크처럼 염분이 적은 식품을 좋아한다.

몸에 염분이 필요한 사람은 염분이 많은 음식을 좋아하고 염분이 필요 없는 사람은 염분을 좋아하지 않는다는 말이다. 참으로 뛰어난 자연의 섭리다. 따라서 본능이 원하는 대로 먹으면 된다.

인간은 각각 체질이 다르다. 체질이 다르기 때문에 '맛있다'고 느끼는 음식이 다르고, 그에 따라 좋아하거나 싫어하는 기호가 생긴다. 따라서 일반적으로 음성체질인 사람은 양성식품을 좋아하고 양성체질인 사람은 음성식품을 좋아하는 것이다. 인간은 몸이 원하는 음식을 먹었을 때 맛있다고 느끼도록 만들어져 있다.

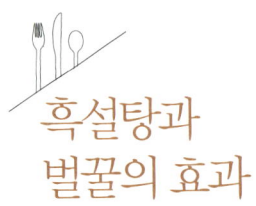

# 흑설탕과
# 벌꿀의 효과

설탕은 중성식품이다. 하지만 색으로 본다면 흑설탕은 양성에 가깝고 백설탕은 음성에 가깝다고 할 수 있다.

미국에서는 설탕을 피하고 인공감미료가 들어간 소프트드링크를 마시는 사람이 많다. 왜냐하면 설탕의 경우 대부분 정백한 백설탕(음성식품)을 쓰기 때문이다. 백설탕은 99퍼센트 이상이 당질로, 비타민류나 미네랄류는 거의 함유되어 있지 않다. 이 때문에 당뇨병, 비만, 충치의 원인이 된다고 본다.

그러나 흑설탕이나 벌꿀은 당질을 체내에서 이용하고 연소하는 데 필요한 비타민 B1, B2 등의 비타민과 칼륨, 철, 아연 등의 미네랄도 충분히 함유되어 있기 때문에 많이 먹어도 걱정할 필요가 없다. 특히 흑설탕에는 칼륨이 100g 중에 약 300mg이나 들어 있으므로 오히려 뼈나 이를 튼튼하게 하는 데 도움이 된다. 흑설탕에는 아연 역시 많이 함유되어 있는데 아연은 정력을 강화하는 기능이 있다.

또한 벌꿀은 살균효과와 뇌 신경전달물질인 세로토닌에 의한 진정, 수면, 정장 효과가 있다는 것이 확인되었다.

최근에 발견된 이소말토 올리고당은 장내에 유용균(좋은 균)이 증식하는 것을 돕고 장의 면역세포를 활성화시키며 암을 비롯한 여러 가지 병을 예방하고 개선하는 데 도움이 된다는 것이 밝혀졌다.

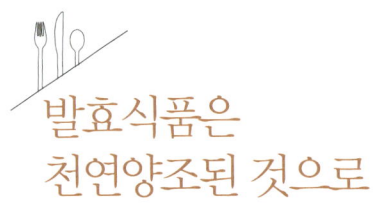

# 발효식품은
# 천연양조된 것으로

식초는 몸을 차게 하는 음성식품이다. 하지만 식초는 콜레스테롤 수치를 낮춰 지방간을 예방하고 비만을 방지하는 효과가 있다.

그러나 최근에 시중에서 판매되는 식초는 합성식초나 혼합식초와 같이 화학적으로 만든 것이다. 가격이 다소 비싸더라도 건강을 생각해서 제대로 만들어진 양조식초를 먹도록 하자. 몸이 쉽게 차가워지는 사람은 검은 식초를 먹는 것이 좋다.

된장이나 간장은 몸을 따뜻하게 하는 양성식품이다. 시간을 들여 자연스럽게 발효시킨 된장이나 간장은 장내 유용균을 증식시켜 장의 흡수력과 조혈능력을 강하게 하고 장을 대청소하는 중요한 역할을 한다. 이러한 효과는 화학적인 방법으로 빨리 발효시켰거나 첨가물을 넣은 식품에서는 기대할 수 없다. 발효식품은 반드시 천연양조된 것을 사용하도록 한다.

　병이 있는 사람은 장이 깨끗하지 않으므로 발효식품을 많이 섭취하는 것이 좋다. 질 좋은 발효식품에는 장 속의 유용균을 증식시키는 효소가 많이 들어 있기 때문이다.

　지금까지 이야기한 것을 다시 정리해보면 건강을 유지하는 데 중요한 것은 몸을 따뜻하게 하는 생활을 하는 것, 그리고 자신의 체질을 파악해서 되도록 자신의 몸에 맞는 음식을 먹는 것이다. 이것은 하루아침에 되는 것이 아니다. 생활 속에 자연스럽게 녹아들 수 있도록 매일 매일 계속해나가는 것이 중요하다. 계속해나가다 보면 건강한 사람은 병을 더욱 멀리하게 되고, 병으로 힘들어하는 사람도 증상이 개선되는 것을 느낄 수 있을 것이다.

　몸을 따뜻하게 하는 식생활을 엄격하게 지키고, 적절한 운동과 성생활로 근육을 건강하게 유지하고 심신의 충만함을 만끽하며, 목욕으로 체내에 남아도는 수분을 배출하고 체온을 항상 높게 유지하는 생활습관을 기른다면 어떤 병이라도 극복하고 예방할 수 있다.

## 7장

# 식단을 바꿔
# 인생을 바꾼
# 사람들

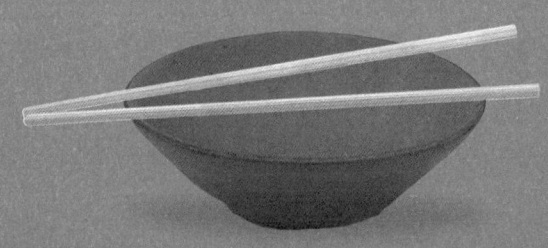

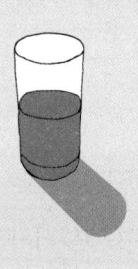

# 47세 여성, 스무 살을 넘기지 못할 거라던 난치병이 치유되다

이 장에서는 단식(아침 다이어트를 계속하거나 단식요양소에서 단식하는 것)이나 몸을 따뜻하게 하는 습관으로 병을 극복한 사례를 소개하고자 한다. 단식이나 몸을 따뜻하게 하는 습관은 비만, 당뇨병 등 만성질환뿐만 아니라 암처럼 고치기 힘든 병도 치유하는 힘이 있다.

그러면 먼저 미국에서 살고 있는 47세 여성이 보내온 편지를 읽어보자.

지금 제가 이렇게 활기차고 건강하게 생활할 수 있는 것은 전부 이시하라 선생님 덕분입니다. 진심으로 감사의 말씀을 전하고 싶습니다. 제 경험이 여러분에게 조금이라도 도움이 되었으면 하는 마음에 이렇게 체험담을 쓰게 되었습니다.

저는 태어날 때부터 허약체질로 20살까지 살기도 어려울 것이라는 말을 듣고 자랐습니다. 한 달의 절반은 편도선비대로 인한 고열로 외출도 힘들었고, 상처가 나면 즉시 염증이 생겨 곪아서 좀처럼 낫지 않았습니다. 게다가 신우신염(신우염에 이어 나타나는 신장염), 난소낭종, 골반내 복막염, 십이지장궤양 등 끊임없이 병을 앓았고, 나이가 들면서 고지혈증, 지방간, 신기능장애, 간기능장애와 같은 생활습관병 예비군이 되었으며, 4년 전에는 자궁암까지 발견되어 수술을 두 차례나 받는 등 그야말로 제 몸은 종합병원 그 자체였습니다.

게다가 태어나서 자란 일본을 떠나 미국에서 살게 된 뒤로는 육식 위주의 식생활, 에어컨 생활, 자동차 출퇴근, 만성운동부족, 수분 과다 섭취 등 선생님이 말씀하신 방법과는 완전히 반대되는 생활을 하게 되었습니다. 원래가 극도의 음성체질인데 20년간 서구형 생활을 하다보니 저도 모르는 사이에 건강이 더욱 악화되고 있었습니다.

콜레스테롤 수치가 항상 300mg/dL을 넘는 고지혈증이었기 때문에 미국 의사는 고칼로리·당분·지방은 절대 금하도록 엄중히 주의를 주었습니다. 그래서 채소를 중심으로 한 엄격한 식생활과 매일 정해진 운동을 하기 시작했습니다. 그러자 체중은 점점 줄었습니다. 그러나 정작 중요한 몸 상태나 혈액 데이터는 전혀 개선되지 않고, 오히려 더 더욱 악화되기만 했습니다. 원래도 마른 체형이었지만, 그때는 먹은 것이 체내에 전혀 흡수되지 않아 체중이 37kg(신장 160cm)까지 감소해, 누가 봐도 뼈와 가죽만 남은 생기 없는 모습이 되었습니다.

그 당시 저는 나쁜 데가 있으면 대증요법에 따라 약을 처방받았습니다. 콜레스테롤 수치가 높아지면 낮추는 약을, 신장염에 걸리면 신장 기능을 회복시키는 약을 처방받았습니다. 그 외에도 여러 종류의 진정제를 비롯해 엄청난 양의 약을 먹었습니다. 지금 생각하면 죽음을 향해 정신없이 달려간 것 같아 몸이 오싹해집니다.

약에만 의지하는 서양의학에 완전히 지쳐버렸을 때 항상 저를 걱정하시던 숙모님이 한 권의 책을 보내주셨습니다. 그 책이 바로 이시하라 선생님의 저서 《몸을 따뜻하게 하면 병은 반드시 낫는다》였습니다.

저는 선생님의 책을 몇 번이나 반복해서 읽고 새로운 세상을 보는 듯했습니다. 병에 대한 지금까지의 대증요법이 얼마나 잘못된 것인지를 이해하게 된 것입니다. 그래서 지푸라기라도 잡는 심정으로 일본에 귀국해 즉시 2주간 예정으로 이즈에 있는 요양소에 입소했습니다.

초진에서 지금까지 저를 괴롭힌 병의 원인이 몸이 차가운 데서 오는 저체온, 수독, 어혈이라는 진단을 받고, 한방약을 먹으면서 주스단식을 시작했습니다. 당근사과주스를 마시고 온천과 사우나에 들어가 땀을 흘리고, 낮에는 워킹, 밤에는 스포츠센터에서 트레이닝을 받으며 하루에 만 보를 목표로 열심히 움직였습니다.

오랜 세월 몸에 축적되었던 노폐물이 몸 여기저기서 흘러나오는, 이른바 명현현상이 격렬하게 나타나고 설태가 새까맣게 끼었습니다. 결국 2주 예정이었던 단식요법을 선생님의 권유로 3주로 연장했습니다. 단식 중에 어떻게 되지나 않을까 하는 걱정이 있었습니다만, 선생님과 스태프 여러분의 따뜻한 성원으로 장시간에 걸친 단식을 무사히 끝낼 수 있었습니다. 단식 후 혈액검사에서는 저항력과 면역력이 입소 때보다 배로 늘어나 있었습니다. 물론 좋은 콜레스테롤 함량도 증가했습니다. 이 결과만으로도 지금까지 제 생활이 얼마나 잘못되었는지를 알 수 있었습니다.

단식을 끝낸 뒤에도 선생님께 지도받은 대로 아침은 당근사과주스, 점심은 생강홍차, 저녁은 한식 중심의 1일 1식을 기본으로 한(가끔 두 끼를 먹었을 때나 과식을 했을 때는 다음날 하루단식으로 몸을 조절합니다) 식생활을 계속한 결과, 조금씩 체중이 늘기 시작했습니다. 아무리 먹어도 영양분을 흡수하지 못하던 시절이 정말 있었나 하는 생각이 들 정도로 몸이 좋아졌습니다.

주변 사람들이 놀랄 정도로 얼굴색도 점점 좋아지고 건강해졌습니다. 지금은 약도 전혀 복용하지 않을 만큼 몸이 회복되었고 체중도 6kg이나 늘었습니다.

1년 후 다시 요양소를 찾아갔을 때 선생님과 스태프 분들은 너무나 건강해진 제 모습을 보고 놀라워하면서 진심으로 기뻐해주셨습니다. 정말 감사합니다.

건강을 회복해가는 제 모습을 지켜본 남편도 작년 1월부터 이시하라 선생님의 당근사과주스 다이어트에 도전해 1년 동안 무려 14kg이나 체중을 감량했습니다. 그것도 아주 가뿐히 말이죠. 남편은 지금도 당근사과주스 다이어트를 계속하면서 감량 기록을 갈아치우고 있습니다.

아침은 당근사과주스, 점심은 메밀국수나 가벼운 샌드위치, 저녁은 뭐든지 원하는 대로 먹고 좋아하는 와인에 달콤한 디저트까지 곁들이면서 편하게 다이어트를 하기 때문에 스트레스도 전혀 느끼지 않는 것 같았습니다. 과격한 운동을 하는 것도 아니고 회식 자리에도 빠질 필요가 없으므로 아주 자연스럽게, 스트레스 없이 즐겁게 다이어트를 하게 되는 거죠. 과체중에서 오는 요통도 지금은 완전히 사라졌고, 바지도 2사이즈나 줄어 남편은 현재 멋 부리기에 한창 빠져 있습니다. 올해부터는 근육 단련도 시작했습니다. 젊었을 때의 남편으로 점점 돌아가는 것 같아 저 역시 너무나 기쁩니다.

이시하라 선생님의 방법은 너무나 훌륭하다고 생각합니다. 지금까지 약 없이는 살아갈 수 없었던 제가 지금은 약을 전혀 복용하지 않고 있으며, 정기적으로 실시하는 혈액검사에서도 콜레스테롤을 제외하고는 전부 정상치입니다. 아침에 일어날 때의 체온도 예전에는 항상 35도대 중반이었지만, 지금은 36도대 중반으로 1도 정도 상승했습니다.

　당근사과주스로 체질이 근본적으로 바뀌자 똑같은 식사를 하는데도 불구하고 저는 보기 좋을 만치 체중이 늘어나고 남편은 점점 살이 빠지고 있습니다. 우리 부부는 너무나 건강하게 그리고 즐겁게 생활하고 있습니다. 지금까지 이런 건강법이 있었나요?

　지금은 2년 전의 제 모습이 마치 거짓말 같습니다. 저처럼 병으로 고통 받고 있는 분들께 조금이라도 도움이 되고자 어설프나마 이런 글을 쓰게 되었습니다.

　이시하라 선생님, 다시 한 번 진심으로 감사드립니다.

# 61세 여성, 대장암을 극복하다

H씨(여성, 61세)는 1989년에 격심한 요통이 계속되고 혈변까지 보게 되었다. 그 후에도 하복부에 응어리 같은 것이 느껴졌지만 바빠서 진찰을 받지 못했다. 간신히 진찰을 받은 때가 2년이 지난 1991년이었고, 검진 결과 대장암이라는 진단을 받았다. 다행히 암은 내시경으로 절제가 가능한 정도여서 개복수술을 하지 않고 암을 절제할 수 있었다.

그러나 2년 후인 1993년 말에 다시 혈변이 나오고 배가 가스로 잔뜩 부풀어 올라 병원에 갔더니, 이번에는 내시경으로 잘라내기에는 너무 큰 대장암이 발견되었다. 크기도 크기지만 위치도 항문에 너무나 가까워 수술 후에는 인공항문을 달 수밖에 없다는 이야기를 들었다.

H씨가 수술을 거부하자 의사는 책임을 질 수 없으니 다른 병원에서 진찰을 받으라고 했다. H씨가 우리 병원을 처음 찾아온 것은 1992년 6월이었는데, 대장암이 재발할 때까지는 내가 권하는 자연요법을 진지하게 받아들이지 않았다. 그러나 사태가 심각해지자 그때부터 마음을 먹고 본격적으로 자연요법을 시작했다.

H씨의 자연요법은 아침은 녹황색채소에 양배추와 알로에까지 넣은 당근사과주스, 주식은 조와 팥을 넣은 현미밥, 매일 1시간씩 산책하기, 그리고 사우나에 들어가는 생활이었다. 여기에 배를 중심으로 전신에 뜸 치료를 받았다.

그리고 1년에 2, 3회 요양소에서 일주일 동안 당근사과주스 단식을 했다. 현재(2007년 11월)까지 이러한 자연요법을 혼자서 계속하고 있다. 지금은 얼굴색도 좋고 배변에도 문제없이 아주 건강하게 생활한다.

H씨와는 일 년에 네다섯 차례 정도 만나고 있는데 언젠가 그녀가 이런 말을 한 적이 있었다.

"수술을 받고 5년 동안은 이대로 죽는 게 아닌지 언제나 불안했지만, 지금은 더 이상 걱정하지 않아요. 처음에 진찰을 받은 병원에서 알게 된 사람들은 그 병원에서 권하는 대로 수술을 받았는데, 지금은 모두 세상을 떠났어요. 수술을 거부한 이유로 병원에서 쫓겨난 저만 살아남았습니다."

암은 혈액이 탁해진 것이 원인이므로 '혈액을 정화'하면 차도가 보인다. 암세포를 죽이기 위해 수술이나 화학요법, 방사선요법으로 몸을 쉴 새 없이 공격하면 어지간히 체력이 있는 사람이 아니면 몸이 견디지 못하고 죽는 경우도 있다.

# 38세 여성, 당근사과주스로
# 고도비만과 고지혈증에서 해방되다

I씨(여성, 38세)는 간호사로 오랫동안 3교대 근무를 해왔다. 그 때문인지 어깨 결림, 두통, 수족냉증, 두근거림, 호흡곤란, 생리통, 생리불순 같은 부정형 신체증후군과 고혈압, 고지혈증, 고혈당, 자궁근종, 난소낭종, 지방간 등 온몸에 병이 끊이지 않았다.

피로나 스트레스가 쌓이면 좋아하는 초콜릿이나 사탕 등 단것을 손에 잡히는 대로 먹고 소프트드링크도 자주 마셨다. 그 결과 154cm의 작은 키에도 불구하고 체중이 82kg까지 나갔다. 얼핏 보면 얼굴색도 발그레하고 건강하게 보였지만 갖은 병과 증상을 안고 있었다.

35세를 넘기면서 우울증까지 찾아와 그때까지 복용하던 많은 약에 우울증 약까지 더해졌다. 의욕도 사라지고 업무 중에 실수도 늘어 휴직을 고려해야 하는 상태가 되었다. I씨가 이즈 요양소를 찾아온 것은 그 무렵이었다.

"증상에 따라 그렇게 많은 약을 먹어봤자 조금도 해결되지 않는다는 것은 간호사인 I씨가 가장 잘 알고 있지 않습니까? 일단 살부터 빼야 합니다."

내 말에 I씨는 이렇게 대답했다.

"물론 저도 잘 알고 있습니다. 하지만 어떤 다이어트를 해도 도중에 힘이 들어 포기하고, 그 스트레스로 과식을 하다가 결국 전보다 더 살이 쪄서 몸이 망가지기만 했어요."

그녀에게는 아침에 당근사과주스를 마시도록 제안했다. 일주일 후 I씨는 조금밖에 먹지 않는데도 공복감이 전혀 느껴지지 않는다고 놀라워했다. 체중도 일주일 만에 2.5kg 줄었다. 이틀째부터 소변 양이 엄청나게 늘었고, 3일째 대변이 대량으로 나온 이후 변비는 완전히 해결되었다. 35.6도였던 체온도 서서히 올라가기 시작했고 몸과 마음이 상쾌해졌다고 기뻐했다.

이것은 수독 상태가 개선되었다는 증거다. 초진 때 얼굴색이 붉었던 것은 몸속에 남아도는 수분 때문에 하반신의 체온이 떨어지고 혈행이 나빠져, 원래는 하반신에 있어야 할 혈액이 머리로 올라간 상태였기 때문이다. 냉기로 인해서 혈액이 머리로 올라간 것이다.

I씨는 그 후 6달 동안 10kg, 1년 동안 17kg 감량에 성공했다. 2년이 지난 지금은 22kg을 감량해서 60kg이 되었다. 아직은 조금 살이 찐 상태이지만 몸은 너무나 건강해졌다. 하지만 아직 자궁근종과

난소낭종은 완전히 사라지지 않은 터라 계속해서 경과를 지켜보고 있다.

  I씨는 동물성식품과 단것을 지나치게 섭취해 영양의 균형이 깨진 상태였기 때문에 영양과다와 영양실조가 공존했고, 이로 인해 언제나 배고픔을 느끼고 있었다. 하지만 절반 이하로 줄어든 식사량에도 불구하고 매일 아침에 마시는 당근사과주스로 충분한 비타민과 미네랄이 보급되었기 때문에 비타민과 미네랄이 부족하다는 신호, 즉 공복감은 더 이상 느끼지 않게 되었다.

## 58세 남성, 양파를 넣은
  당근사과주스로 당뇨병을 극복하다

회사를 경영하고 있는 J씨(남성, 58세)는 몇 년 전에 받은 건강검진에서 혈당치가 높다는 지적을 받았으나 아무런 자각증상이 없어 그대로 방치해두었다. 그러다가 최근에 입이 마르고 소변이 잦아지고 체중감소, 나른함, 정력저하 등 당뇨병 특유의 증상이 나타나 우리 병원을 찾게 되었다.

혈액검사 데이터를 살펴보니 공복 시 혈당이 230mg/dL(정상치 50~110mg/dL)로 상당히 진행된 당뇨병이었다. 하지만 그는 내복약이나 인슐린 주사 같은 치료는 받고 싶지 않았다. 그 때문에 우리 병원을 찾게 되었다고 했다.

그때까지 J씨는 늘 몸이 나른하고 기운이 없어 체력을 위해 억지로 아침을 먹고 있었다. 몸이 나른하면 위장도 약해져 있을 것이므로, 그 상태에서 억지로 식사를 하면 위장에 부담이 돼서 소화가 충분히 되지 않고 그로 인해 몸은 더욱 나빠진다. 나는 J씨에게 아침은 먹지 말고 대신 양파를 넣은 당근사과주스만 마시도록 권했다.

저녁에는 얇게 썬 무와 양파, 미역으로 샐러드를 만들어 오리엔탈드레싱을 뿌려 먹고, 반찬으로 참마를 충분히 섭취하도록 했다.

양파에는 혈당강화물질인 글루코키닌이 함유되어 있고, 미역에는 식이섬유가 풍부하므로 장에서 혈액으로 당분이 흡수되는 것을 막아주는 효과가 있다. 참마나 무와 같은 뿌리채소류는 자연의학이론에서 인간의 하반신과 비슷하기 때문에 당뇨병 특유의 다리나 허리 냉증, 정력저하, 신기능저하 등을 개선한다고 본다.

그 후 J씨는 한 달에 한 번씩 혈액검사를 받기 위해 병원을 방문하고 있다. 아침 다이어트를 시작하고 다섯 달이 지나자 체중은 60kg로 늘었고, 당뇨 검사수치도 정상치로 돌아왔다. 초진 때 36.2도였던 체온도 36.7도로 올라갔다.

# 28세 여성, 워킹과 반신욕으로 비만과 아토피를 극복하다

G씨(여성, 28세)는 어렸을 때부터 소아천식으로 상당히 고생했다. 중학생이 되면서 천식은 좋아졌지만, 그 대신 아토피성 피부염이 시작되어 서서히 악화되었다.

스테로이드요법을 비롯해 온천요법에 면역요법 등 여러 가지 치료를 시도해보았지만 조금도 나아지지 않았다. 25세부터는 밖에 나가지도 않고 집에서 빈둥거리게 되었다. 몸을 움직이지 않는데도 식욕은 여전히 왕성해서 신장 154cm에 체중이 68kg나 나가는 비만 상태가 되었다.

초진 때 나는 그녀에게 이렇게 설명했다.

"천식도 아토피도 모두 체내의 노폐물과 독소, 수분이 몸 밖으로 빠져나오는 상태입니다. 호흡기를 통해 나오는 것이 천식이고 피부를 통해 나오는 것이 아토피죠. 따라서 소식을 하고 몸을 움직여 땀을 충분히 흘리지 않으면 천식이나 아토피는 낫지 않습니다. 약으로 증상을 억누르는 것은 소변이나 대변의 배설을 막는 것과 다를 바 없어요."

내가 G씨를 위해 제안한 프로그램은 '아침 다이어트'에 저녁은 음성식품을 피하고 양성식품으로 만든 한식을 조금 모자란 듯 먹는 것이었다. 그리고 아침저녁으로 40분 이상 워킹을 하고, 워킹 후에는 20분 이상의 반신욕으로 하반신을 따뜻하게 해서 노폐물과 수분 배출을 촉진하도록 했다.

G씨는 이 프로그램을 충실하게 실행했다. 그때까지는 땀이 거의 나지 않는 체질이었으나 프로그램을 실시한 후 땀을 잘 흘리게 되었고, 소변 양도 놀랄 정도로 늘어나 체중이 한 달 만에 4kg, 3달 후에는 8kg이나 감소했다. 온몸의 피부에서 끈적끈적하고 냄새나는 액체가 배어났지만 꾹 참고 프로그램을 계속 실행하자 3달째부터 진물이 멈추었다. 그리고 피부가 건조되면서 낫기 시작했다. 지금은 아주 주의해서 보지 않으면 아토피라는 것을 알아차리지 못할 정도다.

그 후에도 G씨는 같은 생활을 계속해나갔다. 예전에는 환절기만 되면 나타나던 천식 발작도 사라져 지금은 아주 건강하게 생활하고 있다. 2007년 11월에는 멋진 반려자까지 얻어 결혼식을 올렸다. 감사하게도 우리 부부도 그 자리에 초대되어 두 사람의 행복한 모습을 지켜보았다.

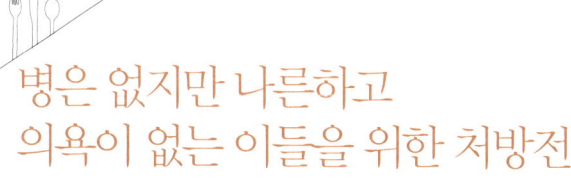
# 병은 없지만 나른하고
# 의욕이 없는 이들을 위한 처방전

단식이나 아침 다이어트로 건강을 회복한 사람들의 이야기는 우리에게 공복 상태가 얼마나 몸에 좋은지를 알려준다. 아침 다이어트는 혼자서도 손쉽게 할 수 있다. '공복력'을 길러 3개월을 목표로 일단 한번 시험해보자. 그 효과에 놀라움과 기쁨을 금치 못할 것이다.

병이 치유되고 몸이 건강해지는 효과만 있는 게 아니다. 매일 아침 당근사과주스를 마시는 아침 다이어트로 건강을 되찾고 그 후에도 그 생활습관을 계속 지켜나가면 당신의 생활은 완전히 바뀔 것이다.

특별한 병은 없지만 오전 10시 정도까지 어딘지 모르게 나른하고 의욕이 없거나 하루 종일 몸이 개운하지 않다면, 업무만 문제되는 것이 아니라 밝은 미래를 설계하는 데도 지장이 있다.

아무리 긍정적인 생각을 하려고 해도 과식이나 영양 불균형으로 내장이 지쳐 있거나 운동부족으로 근육이 약해지고 체온이 떨어져 있다면, 늘 피로를 느끼고 기력 자체도 약해져 있기 때문에 세상을 긍정적으로 바라볼 수가 없다. 몸이 건강하지 않은데 마음만 건강해지기란 어려운 법이다.

몸 상태가 정상으로 돌아오고 충분히 건강해져야 비로소 기분도 상쾌해지고 마음도 안정을 되찾는다. 이를 위해서는 아침을 거르고 그때까지 아침식사에 할애했던 시간에 가벼운 체조를 하자. 체조를 끝낸 뒤 뜨거운 물로 샤워를 하면 몸을 더욱 따뜻하게 할 수 있다. 추운 계절에는 샤워 후 한기를 느끼지 않도록 마지막 3, 4초 동안 허리부터 아래쪽으로(머리는 절대 엄금) 냉수 샤워를 한다. 물 온도는 자신이 기분 좋다고 느낄 정도면 된다. 냉수 샤워를 하면 몸이 차가워질 것 같지만 오히려 뜨거워진다. 냉수 샤워는 여름에도 효과적이다. 배설에 관여하는 모든 기관이 활발히 움직여 몸속의 노폐물과 독소가 배출되므로 몸도 마음도 상쾌해진다.

이렇게 의욕 넘치고 준비된 하루를 시작할 수 있다면 우리의 하루는 아주 충실해질 것이다. 그런 하루하루는 인생을 충실하게 보내는 밑거름이 될 것이다.

8장

# 평생 젊고
# 활기차게
# 사는 비결

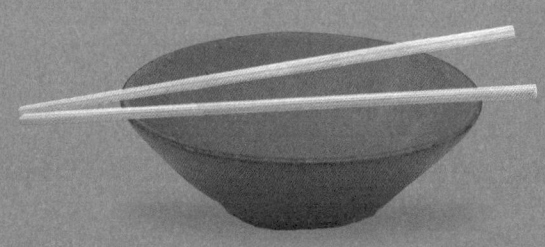

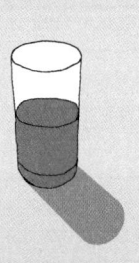

# 인간의 수명은 120세?

건강하게 오래 사는 것은 모든 사람들의 꿈일 것이다. 우리는 자신이 어느 정도까지 살 수 있을지 생각할 때 막연히 평균수명 정도까지는 살 수 있을 것으로 예상한다.

하지만 지금은 건강해도 암이나 뇌졸중 같은 병에 걸려 평균수명이 되기 전에 죽을 수도 있다. 장수를 하더라도 계속 병석에 누워 있거나 치매에 걸린 상태에서 여생을 보낼지도 모른다. 지금 어떤 병을 앓고 있는 사람이라면 도저히 평균수명까지는 살 수 없을 것이라고 비관하고 있을지도 모른다.

그러나 이 책에서 이야기한 생활방식을 지켜나간다면 대부분은 천수를 누릴 수 있다. 그 생활방식이란 병에 걸리지 않고 병을 치유하는 생활, 즉 아침 다이어트나 단식 등으로 '공복력'을 활용하고 몸을 따뜻하게 하는 생활이다.

여기서 수명이란 현대인의 평균수명이 아니라 인간의 타고난 수명이다. 그렇다면 인간의 타고난 수명은 어느 정도 될까?

동물이나 인간의 수명에 대해서는 여러 가지 설이 있다. 프랑스의 프랑소와라는 학자는 건강하게 태어나서 자란 동물의 수명은 성장에 필요한 시간의 5~6배라고 주장했다. 예를 들어 개는 성장하는 데 2년 걸리므로 그 5~6배인 10~12년이 한계수명이며, 소는 5년 동안 성장하므로 한계수명은 25~30년이 된다. 이 설에 따르면 인간은 20세에서 25세 정도에 성장이 멈추므로 한계수명은 100~150세다.

미국의 생물학자 레오나르드 헤이플릭(Leonard Hayflick) 박사의 이론도 있다. 그는 1961년에 인간과 여러 동물의 세포를 배양하는 실험을 실시했는데, 실험 결과 인간 태아의 세포는 50차례 분열한 뒤 멈춘다는 사실을 발견했다. 인간의 세포는 한 번 분열하는 데 평균 30개월(약 2.5년)이 걸리므로 2.5년×50회=125년, 즉 125세를 인간의 수명으로 추정했다.

이 외에도 뇌세포로 수명을 추측하는 설도 있다. 뇌세포는 분열을 하지 않고 시간이 지나면 죽는데, 이렇게 소멸되어가는 뇌세포의 수로 뇌세포의 생존 한계치를 계산하면 약 120년이다.

이처럼 과학자들이 추정하고 있는 인간의 수명은 '120~125세'다. 인간은 본디 그대로 자연스럽고 건강한 생활을 할 경우 120세 정도까지는 살 수 있다. 이렇게 생각하면 100세 이상 장수하는 것도 그렇게 어려운 일은 아닌 듯하다.

# 코카서스 장수 노인들의
# 일상생활

코카서스 지방은 세계적으로 유명한 장수촌이다. 내가 이곳을 방문할 당시 일본 총 인구가 1억 2천만 명 정도였고, 이 중에서 100세가 넘는 사람은 약 수백 명이었다. 그러나 코카서스 지역은 인구가 일본의 10분의 1밖에 되지 않는데도 100세 이상의 장수자가 몇 만 명이나 되었다. 인구비로 보면 100세 이상의 장수자가 일본보다 천 배나 많은 셈이다.

나는 코카서스 지방에 100세 이상 장수노인이 이렇게 많은 이유가 궁금해 5차례나 그곳을 방문했다. 그들이 무엇을 먹고 어떤 생활을 하는지 직접 알아보고 싶었기 때문이다. 그곳에서 내가 경험한 장수노인들의 생활을 조금 소개하고자 한다.

코카서스는 카스피해 사이에 있는 지역으로, 흑해와 코카서스

산맥의 중턱인 고도 1000~2000m의 경사면에 위치해 있다. 따라서 대부분이 농업을 하고 있고 노동 강도도 상당히 세다는 것을 쉽게 짐작할 수 있다. 실제로 그곳에서 내 눈으로 확인하고 새삼스럽게 놀란 것은 100세나 되는 노인들이 당연하다는 듯이 농사일을 하며 건강하게 생활하고 있다는 사실이었다.

우리가 방문하자 주민들은 최고의 찬사로 우리를 환영하고 마을과 장수 전통에 대해 설명해주었다. 그리고 장수노인이 살고 있는 집에 모두 모여 연회를 열었다. 우리가 초대를 받아 간 곳은 넓은 부지에 돌로 지은 아주 멋진 집으로 그리스·로마 문명의 흔적이 남아 있는 건물이었다. 이런 집에서 4~5세대가 함께 사는 게 이 지역의 특징이다. 마을 연회는 보통 이런 집에서 열린다고 한다.

마당 한가운데 있는 포도덩굴시렁 아래 테이블을 늘어놓고 우리 일행과 장수노인들, 그리고 일가친척이 둘러앉았다. 연회가 시작된 것이다. 장수하는 남성들은 모두 우람한 체구에 자세도 곧아 도저히 100세가 넘은 노인으로 보이지 않았다. 싱긋 웃을 때 하얗게 반짝거리는 이가 살짝 보이는 모습이 너무나 인상적이었다.

연회용 긴 테이블 상석에는 장로들이 앉고 그 다음은 방문자들, 그리고 끝자리에는 젊은 사람들이 앉았다. 물론 젊은 사람이라고 해도 70~80세 노인들이다. 다른 테이블에는 그들보다 더 젊은 사람들이 앉는다.

연회를 시작하기 전에 집에서 담근 레드와인을 잔에 따르고 건배를 하는데, 건배 방식이 조금 특이하다. 잔을 든 팔을 상대방의 팔과 서로 걸고 건배하기 때문에 자신이 다 마시지 않으면 상대방의 팔을 풀어주지 않는다. 이 건배는 끝도 없이 계속된다. '머나먼 나라에서 온 손님들을 위해 건배!' '조국을 위해 건배!' '세계 평화를 위해, 자연에 감사하며, 장수하는 노인들을 위해, 오늘 음식을 만들어준 사람을 위해' 등등 생각나는 대로 건배를 계속 외치기 때문에 방문자들은 녹초가 된다. 하지만 100세가 넘은 장수노인들은 얼굴이 조금 붉어질 뿐 더욱 더 활기가 넘쳤다.

장수노인들에게 장수 비결을 물었더니 몇 가지 비결을 가르쳐주었다. 첫 번째는 '열심히 일할 것', 두 번째는 '합창단을 만들어 다함께 노래할 것', 세 번째는 '사냥을 가는 등 많이 걸을 것', 네 번째는 '친구 집에 가서 술을 마시며 떠들고 놀 것'이었다.

일을 하거나 사냥이 좋은 것은 몸을 많이 움직이는 활동이기 때문이며, 열심히 일하는 것은 삶의 보람과도 연결된다. 노래를 부르거나 친구들과 웃고 떠들면 큰 소리를 내게 되기 때문에 횡격막의 상하운동이 촉진되고, 이로 인해 위장과 간 등 내장의 혈행이 좋아져 몸이 따뜻해진다. 동시에 대흉근, 늑간근(늑골 사이의 근육) 등의 호흡근이 움직여 체열이 높아진다. 그들에게는 이 모두가 너무나 일상적인 일이었다.

악수할 때 잡아본 그들의 손은 젊었을 때부터 힘든 노동을 해왔다는 것을 말해주듯 야구글러브처럼 울퉁불퉁했다. 그들은 늘 파티에 초대하고 초대받으며 누군가를 축복하고 축복을 받는다. 그때 느끼는 쾌감은 무엇과도 비교할 수 없을 것이다. 그래서 그들은 결혼식이나 파티에 초대받으면 밤새도록 술을 마시고 춤을 춘다.

그들은 육체노동(운동)과 사람들 사이의 유대감이 얼마나 중요한지를 알려주었다. 그들은 친절하고 누구와도 쉽게 마음을 터놓는다. 그리고 이야기하기를 좋아하고 얼굴이 새빨개질 정도로 감정을 담아 이야기한다.

그들은 밤 10시 정도에 잠자리에 들어 아침 5~6시에 일어난다. 한바탕 일을 끝낸 후 직접 만든 요구르트, 치즈, 콩, 샐러드, 약초차, 빵 등으로 가벼운 아침을 먹는다. 점심은 집에서 만든 엄청나게 짜고 딱딱한 치즈, 갓 따온 채소, 콩류, 절임, 약초, 과일에 와인을 곁들인다. 육류는 고작해야 일주일에 한두 번 먹는데, 적은 양을 물에 끓여 지방분을 제거한 다음 먹는다. 생선은 송어 같은 민물고기를 일주일에 한 번 정도 먹는다. 이곳 사람들은 점심식사가 가장 풍성하다. 저녁식사는 8시쯤에 하는데 치즈, 요구르트, 과일 위주로 아주 소량만 먹는다. 조미료는 식초, 돌소금(암염, 바다에서 채취한 소금보다 순도가 높다), 벌꿀이며 설탕은 쓰지 않는다.

배가 너무 부르면 일을 할 수 없으므로 배가 부를 때까지 먹지 않는다. 그들이 하는 일은 노동 강도가 세지만 다들 자신에게 맞는 속도로 일하고 있었다. 와인은 직접 만든 것을 하루에 두 잔씩 마시고 담배는 거의 피우지 않는다. 식사는 전반적으로 짠 맛이 강한데,

식탁 위에 소금단지를 놓아두고 채소를 먹을 때 소금을 듬뿍 쳐서 먹는다.

그루지야의 수도 트빌리시에 있는 장수학연구소의 달라키시리비 교수가 "일본에서 염분 과다 섭취를 문제 삼는 것은 이상한 이야기다. 소금은 우리 몸에 상당히 중요한 요소로 항상 몸이 필요로 하는 것이다. 불필요한 염분은 노동을 해서 땀으로 배출하면 전혀 문제없다"고 한 것처럼 그들은 항상 중노동으로 몸을 움직이기 때문에 염분을 많이 필요로 한다.

코카서스 사람들은 하루 종일 몸을 움직여 일하므로 스포츠 등으로 몸을 단련하는 일은 하지 않는다. 그들은 은퇴도 없이 죽는 순간까지 일을 한다. 매일 샤워를 하는데, 여름에는 일이 끝나면 강에서 수영을 하면서 몸을 깨끗이 한다. 여성은 65세까지 출산을 하며, 남성은 80세 넘어서까지 자손을 보는 경우도 있다. 어떤 남성은 90세가 넘어서야 정력이 감퇴되는 것을 느끼기 시작했다고 말했다.

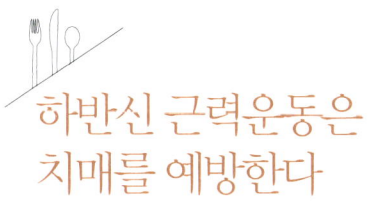
# 하반신 근력운동은
# 치매를 예방한다

일본의 경우 100세 이상의 고령자는 남성 4613명, 여성 2만 7682명으로 총계 3만 2295명(2007년 9월 30일 현재)이다. 평균수명은 남성 79.00세, 여성 85.81세다(2007년에 발표된 2006년의 평균수명). 많은 사람들이 80세 정도까지 살 수 있는 시대가 된 것이다.

일본 인구가 약 1억 2776만 5천 명(2007년 1월 현재)이므로 100세 이상은 약 4천 명당 1명이라는 계산이 나온다. 이 비율을 '그 정도나 되나'라고 생각할지 '얼마 안 되네'라고 생각할지는 각자 다르겠지만, 확실한 것은 100년 이상 사는 것이 더 이상 불가능한 시대가 아니라는 것이다.

다음 표에도 나타나듯이 100세 이상의 고령자는 점점 늘고 있다. 2000~2005년의 증가율은 1.96이다. 2005~2010년의 증가율이

**남녀별 100세 이상 고령자 수**

| 년도 | 남(명) | 여(명) | 합계(명) | 증가율(퍼센트) |
|---|---|---|---|---|
| 1965 | 36 | 162 | 198 |  |
| 1970 | 62 | 248 | 310 | 1.57 |
| 1975 | 102 | 446 | 548 | 1.77 |
| 1980 | 174 | 794 | 968 | 1.77 |
| 1985 | 359 | 1381 | 1740 | 1.80 |
| 1990 | 680 | 2618 | 3298 | 1.90 |
| 1995 | 1255 | 5123 | 6378 | 1.93 |
| 2000 | 2158 | 10878 | 13036 | 2.04 |
| 2002 | 2875 | 15059 | 17934 | 1.38 |
| 2004 | 3523 | 19515 | 23038 | 1.77 |
| 2005 | 3779 | 21775 | 25554 | 1.96 |
| 2006 | 4150 | 24245 | 28395 | 2.18 |
| 2007 | 4613 | 27682 | 32295 | 2.47 |

※ 2000년까지는 5년마다의 증가율. 2002년 이후는 2000년부터의 증가율.
2007년은 9월 30일 현재의 통계

2.0이라고 한다면, 2010년에 100세 이상의 장수자는 5만 1,108명이라는 계산이 나온다. 이 상태로 계속 증가하면 100세 이상의 고령자는 더 이상 드물지 않게 될 것이다.

현재 사망 원인 1위는 암으로 전체의 3분의 1을 차지하고 있다. 그런데 코카서스 지방에서는 암으로 사망하는 사람이 2.6퍼센트밖에 되지 않는다. 농업을 하고 있어서 일하다가 그대로 하늘을 우러러보고 죽는, 즉 심장마비로 죽음을 맞는 사람이 많다. 하지만 이들의 심장마비는 심근경색 같은 병 때문이 아니라 심장의 수명이 다 되어 죽는 심장마비다. 그때까지 원기왕성하게 생활하다가 천수를 다하고 단숨에 죽는 것이다.

장수하는 고령자들이 바라는 것은 병상에 오랫동안 누워 있거나 치매에 걸려서 주변을 힘들게 하는 일 없이 단숨에 세상을 떠나는 것이다. 절이나 교회에 가서 '편안히 죽을 수 있도록' 기원하는 고령자도 많다.

편안한 죽음이란 죽는 직전까지 건강하게, 죽는 순간에는 오래 끌지 않고 바로 세상을 떠나는 것이다. 이런 경우는 몸져눕는다고 해도 2~3일 정도가 전부다. 죽고 나서 해부를 해봐도 병명이 붙지 않는다.

이처럼 천수를 다하고 행복한 죽음을 맞기 위해서도 암 같은 병이나 치매에 걸리지 말아야 한다. 나이가 들면서 걱정되는 것은 역시 건강이다. 죽기 직전까지 자기 일은 자기가 처리하고, 다리와 허리가 튼튼해 밖을 자유롭게 돌아다니며, 언제까지나 맑은 정신으로 있고 싶어 하는 것은 모든 사람들의 바람일 것이다. 고령자들의 이야기를 들어보면 한결같이 "치매에 걸리거나 몸져누워서 가족들을 고생시키는 일만은 하고 싶지 않다"는 말을 한다.

물론 치매의 원인은 여러 가지가 있고 유전적인 영향도 있다. 그러나 치매의 가장 일반적인 원인은 뇌혈관장애다. 혈관장애가 생겨 뇌에 영양분과 산소가 충분히 공급되지 않기 때문에 뇌기능이 떨어져 치매가 되는 것이다.

뇌의 혈행을 좋게 하는 가장 간단한 방법은 손가락을 자주 움직이는 것이다. 예를 들어 손을 폈다 오므렸다 하는 운동이다. 이보다 더 중요한 것은 중력에 대항하는 항중력근(抗重力筋)을 단련하는 것이다. 항중력근에는 등근육, 턱근육, 대퇴사두근(넓적다리 앞쪽에 있는 근육), 장딴지 근육 등이 있다. 나이가 들면 허리가 굽거나 잘 일어서지 못하고 누워만 있게 되는 경우가 많은데 항중력근이 약해졌기 때문이다. 항중력근을 움직이면 뇌를 각성시키는 신호가 전달되어 뇌의 활동이 좋아진다고도 한다.

설사 누워만 있어야 하는 몸이 되어도 턱을 움직일 수 있을 정도라면 아직은 괜찮다. 턱이 움직이지 않게 되면 치매가 온다. 따라서 잘 씹어서 턱을 움직이고 바른 자세로 걷는 등 항중력근을 제대로 사용하면 뇌의 혈행이 좋아져 치매를 예방할 수 있다.

치매에 걸리지 않으려면 일단은 자주 걷도록 한다. 매일 1시간 정도 워킹을 하는 것이 이상적이지만, 사정상 힘들 경우에는 전철이나 버스를 이용할 때 한 정거장 앞에서 내려 걷거나 엘리베이터를 타지 않고 계단으로 오르내리는 등 걷기를 생활화하는 것이다.

스쿼트나 허벅지 올리기 운동도 효과적이다. 하반신 근력은 치매 예방을 위해서도 상당히 중요하다. 그리고 운동은 습관적으로 매일 빠짐없이 하도록 한다. 근력을 유지하면 나이가 들어도 활기차게 움직일 수 있고 치매에도 걸리지 않는다. 건강하고 행복한 노년을 맞이하기 위해서는 근력을 유지하는 것이 무엇보다 중요하다.

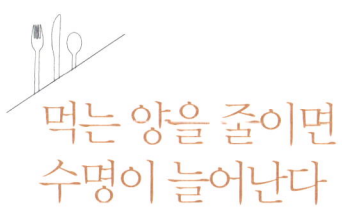
# 먹는 양을 줄이면
# 수명이 늘어난다

건강하게 장수하기 위해서는 과식 또한 피해야 한다. 동물 실험에서 원숭이의 섭취 칼로리를 약 70퍼센트로 줄였더니 수명이 30퍼센트 정도 늘어난 연구결과가 있다. 쥐의 경우는 평균 39개월이던 수명이 56퍼센트 늘어났다고 한다.

스페인의 마드리드 노인병원에서 매일 1800kcal의 식사를 한 노인 그룹과, 하루는 식사를 하고 그 다음날은 물만 마시는 단식을 한 노인 그룹을 비교 검사한 적이 있다. 그 결과 하루걸러 단식을 한 노인 그룹이 훨씬 오래 살고 치매도 적었다. 동물실험에서도 하루걸러 단식을 하는 것이 장수에 가장 효과적이라는 결과가 나왔다.

이틀에 한 번씩 단식을 하는 것은 치매 예방에도 효과가 있다. 하지만 그렇다고 굳이 하루걸러 한 번씩 단식할 필요는 없다. 문제는 과식이므로 '아침 다이어트'를 하거나 세 끼를 다 먹어야 한다면 배가 60퍼센트 정도만 차도록 먹는 등 전체 섭취량을 줄이고 꼭꼭 씹어 먹도록 한다.

또한 수분의 과다 섭취는 몸을 차게 해서 혈행을 나쁘게 하므로 병의 원인이 된다. 특히 찬물을 많이 마시는 것은 몸에 상당히 나쁘다. 찬물을 마셔도 그 물이 소변으로 배출될 때는 따뜻하다. 소변이 따뜻하다는 것은 그만큼 몸의 열을 빼앗았다는(즉 몸을 차게 했다는) 의미다. 앞에서도 말했지만 체온이 1도 낮아지면 면역력은 30퍼센트 떨어진다.

나는 한여름에도 찬물이나 찬 음료수는 마시지 않는다. 맥주만은 어쩔 수 없이 찬 것을 먹지만, 맥주도 사실은 차지 않은 게 몸에 좋다. 또한 몸을 차게 하는 녹차나 커피도 마시지 않는다. 마시는 것은 홍차뿐이다. 고령자는 찬 음식이나 수분의 과다 섭취에 각별히 주의하기 바란다.

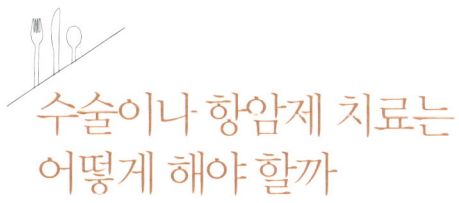

# 수술이나 항암제 치료는
# 어떻게 해야 할까

　암 같은 심각한 병이 아니라도 나이를 먹으면 무릎이나 고관절이 상하는 경우가 많고 심해지면 수술을 해야 한다. 하지만 몸을 절개하면 혈행이 나빠지므로 고령자들은 되도록 수술을 피하는 편이 좋다. 단, 수술을 하지 않을 경우 상태가 더 심각해진다고 판단될 경우는 어쩔 수 없다.

　면역학의 권위자인 아보 도오루 선생은 암에 대해서도 수술을 하지 않는 편이 좋다고 말한다. 나 역시 수술을 하지 않는 것이 무엇보다 좋다고 생각한다. 하지만 상태에 따라서는 어쩔 수 없이 수술을 해야 하는 경우도 있다고 본다.

　그러나 항암제의 경우는 다르다. 항암제는 온몸의 세포를 파괴하기 때문에 건강한 사람이라도 먹으면 몸이 망가질 정도다. 효과보다도 나쁜 영향이 큰 것이다.

말기암 환자가 의사로부터 "항암제를 사용하면 6개월, 사용하지 않으면 3개월밖에 살지 못한다"는 말을 들으면, 가족이나 본인이나 조금이라도 오래 살기를 바라는 마음에 항암제를 선택할지도 모른다. 그러나 본인 입장에서 생각하면 고통을 느끼면서 6개월을 사는 것과 큰 고통 없이 3개월을 사는 것 중 한 가지를 선택하는 문제가 된다.

하지만 항암제나 방사선도 사용하는 양이 적을 때는 면역력을 높이는 경우가 있다. 한방약도 그렇지만 아주 적은 양이라면 독이 되는 약재가 들어 있는 편이 효능이 커진다.

마찬가지로 인간의 몸도 자외선을 조금 맞거나 방사선에 조금 노출되는 등 아주 적은 양의 독이 들어올 경우 오히려 회복력이 상승하기도 한다. 따라서 방사선도 정말 필요할 때 적은 양을 사용할 경우에는 효과가 나타날 때도 있다.

하지만 현재의 의료 환경에서는 방사선도 항암제도 모두 암세포를 철저하게 제거할 때까지 사용하게 되어 있으므로, 이로 인해 건강한 세포에 큰 타격을 주는 경우가 많다.

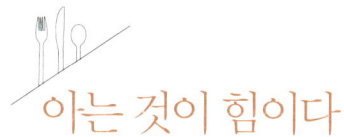
# 아는 것이 힘이다

요즘 고령자는 옛날과 비교하면 상당히 젊어졌다. 내가 의학생이던 40년 전과 비교해보면 확연히 알 수 있다. 옛날에는 60세만 되어도 엄청난 노인으로 보였지만 지금 60세는 한창 일할 나이로 본다. 나도 올해 59세로 내년에 60세가 되지만 체력도 기력도 넘쳐나서 이제 곧 60세가 된다는 생각이 들지 않는다.

따라서 60세가 넘어도 여전히 일을 계속하는 사람이 늘고 있다. 일을 계속하는 것이 건강에 좋다는 것은 코카서스 장수촌 사람들의 예로도 알 수 있다.

몇 살까지 일을 하는지는 사람마다 다소 차이가 있겠지만 65세까지 일을 한다고 하고 현재의 평균수명까지 살 경우, 퇴직 후 남아 있는 시간은 평균 15~20년이다. 만약 100세 이상까지 살 수 있다면 이 시간은 35년 이상이 된다. 이렇게 되면 정년까지 일을 한 시간과 정년 후에 남아 있는 시간이 거의 같다.

이 시간을 유효하게 보낼 수 있는지 없는지는 몸과 마음이 건강한지 아닌지에 달려 있다고 할 수 있다. 한창 일할 때는 물론 은퇴한 후에도 건강하지 않으면 경제적으로 걱정할 것이 없더라도 즐겁고 여유롭게 보낼 수 없다.

건강에 대한 관심이 많아지면 많아질수록 많은 말을 듣게 된다. 반드시 아침식사를 할 것, 담배는 피우지 말 것, 염분을 많이 섭취하면 혈압이 올라가므로 줄일 것, 단것도 많이 먹지 말 것, 물을 많이 마실 것 등등이다. 이 중에서 어느 것이 맞고 틀린지는 이 책을 끝까지 읽은 분이라면 잘 알 것이다.

기본적으로는 지금까지 이야기한 바와 같이 과식과 과음에 주의하고, 아침을 단식하거나 세 끼를 다 먹는다면 총 칼로리를 줄이는 등 전체 식사량을 줄이며, 몸을 따뜻하게 해서 혈행을 원활하게 하면 된다. 그리고 이것을 습관화하는 것이다. 그러면 누구라도 건강해질 수 있다. 그 외의 세세한 부분은 해보고 몸에 맞는 쪽을 선택하면 된다. 기본 원칙은 연령에 관계없이 적용되며, 특히 30대 중반이 넘어가면 과식과 과음에 주의를 기울여야 한다.

그렇게 하면 은퇴 후에도, 아니 생명력이 다할 때까지 건강하고 활기차게 인생을 즐기며 살 수 있을 것이다.

하루 한끼
## 공복의 힘

초판 8쇄 발행  2024년 12월 10일

지은이_ 이시하라 유미
옮긴이_ 이근아
펴낸이_ 명혜정
펴낸곳_ 도서출판 이아소

등록번호_ 제311-2004-00014호
등록일자_ 2004년 4월 22일
주소_ 121-841 서울시 마포구 서교동 487번지 대우미래사랑 1012호
전화_ (02)337-0446  팩스_ (02)337-0402

책값은 뒤표지에 있습니다.
ISBN 978-89-92131-65-0 13510

도서출판 이아소는 독자 여러분의 의견을 소중하게 생각합니다.
E-mail: m3520446@kornet.net

# 레이건 대통령, 더스틴 호프만, 베라 왕, 손정의 등
# 세계적인 리더의 주치의

미국, 일본에서 30만 명의 위장(胃腸)을 치료한 세계 최고의 위장 전문의가 권하는 굵고, 길게 사는 방법!

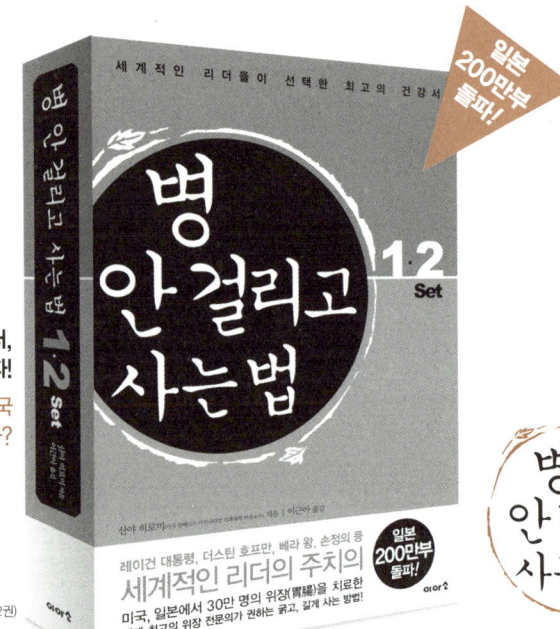

경이적인 100주 연속 베스트셀러, 200만 부 판매 돌파!

세계 최고의 장수대국 일본이 왜 이토록 열광하는가?

신야 히로미 지음 | 신국판 | 세트 값 30,000원(전 2권)

MBC 뉴스투데이, 조선일보, 한겨레신문, 문화일보, 한국경제, 서울경제 등 언론에서 극찬한 도서!

## 국내 온, 오프라인 서점 건강 베스트 1위!

> 건강에 대한 생각을 혁명적으로 뒤바꿔놓을 책! 저자가 세계적인 리더들의 신뢰를 받고 있는 이유를 보여준다! – 소프트뱅크 회장, 손정의
>
> 문명은 인간의 한계에 도전하는 과정이었다. 이 책은 '인간 수명의 한계에 도전'하는 귀중한 기록이다! – 노벨 물리학상 수상자, 에사키 레오나

신야 히로미는 암 재발률 0%, 단 한 명의 환자에게도 사망진단서를 발급하지 않은 세계 최고의 위장전문의로 미국 위장내시경 학회 특별상과 2004년 동 학회 최고상을 수상했다. 세계 최초로 대장내시경 삽입법을 고안해, 개복 수술을 하지 않고 대장내시경에 의한 폴립 절제에 성공해 의학계에 크게 공헌했다.

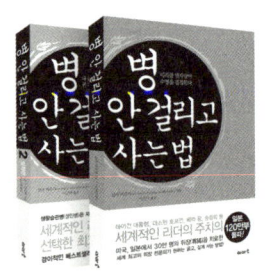

TEL. 337-0446  FAX. 337-0402